근육저승사자

양치승의
지옥
트레이닝

방탄근육 완성하는
초강력
트레이닝
100

근육저승사자

양치승의
지옥
트레이닝

양치승 지음

비타북스

처음부터 완벽한 몸으로
태어나는 사람은 없다

"저도 한때는 허리 26인치, 마른 몸이었어요."

군대를 다녀오기 전까지는 먹어도 살이 잘 붙지 않는 체질이었고, 20여 년을 마른 몸으로 살아왔다고 이야기하면 모두 믿기 어려워하는 눈치였다. 운동을 지도하다 보면 '좋은 몸은 선천적으로 타고나는 것'이라고 여기는 사람들이 의외로 많다는 것을 느낀다. 그들에게 굳이 나의 과거까지 들춰가며 설명하는 이유는 운동으로 얼마든지 체질과 체형을 바꿀 수 있다는 것을 알려주고 싶기 때문이다.

처음부터 보디빌딩 선수가 될 몸으로 태어난 사람은 아무도 없다. 나 역시도 마른 몸으로 20여 년을 살아오다 우연히 국가대표 보디빌딩 선수들과 함께 훈련할 기회가 생겨 그때부터 본격적으로 운동을 하며 꾸준히 몸을 만들었다. 그러던 중 체육관을 운영하며 바쁘다는 핑계로 10년간 운동을 쉬었더니 아니나 다를까, 체지방 40%에 100kg의 배불뚝이 내배엽 체형으로 바뀌어있었다. 사람들에게 운동을 가르치는 지도자의 입장에서 내 모습은 떳떳하지 못한 모습이었다. 악착같이 다시 몸을 만들었고, 지금까지 꾸준히 그때의 몸을 유지하고 있다.

신장은 타고나는 것이지만 그것을 제외하고는 그 누구도 타고났다고 말할 수 없다. 우리 몸은 노력한 만큼 그 결과가 드러나기 때문에 올바른 방법으로 꾸준히 운동하면 누구든 좋은 몸이 될 수 있고, 반대로 운동을 게을리하면 언제든 다시 원래의 몸으로 돌아가게 되어 있다. 좋은 몸은 타고나는 것이 아니라 노력한 자에게 주어지는 것이다.

이 책에는 웨이트 트레이닝의 기본이자 핵심 도구인 덤벨, 바벨, 철봉을 이용해 할 수 있는 '프리 웨이트' 운동을 소개하고 있다. 스스로 운동 강도만 조절한다면 처음 웨이트 트레이닝을 시작하는 초보자부터, 중급자, 상급자까지 단계에 구애받지 않고 얼마든지 좋은 몸을 만들 수 있는 핵심 운동들이다. 여섯 가지 부위별로 각각 열두 가지 이상의 운동이 다루고 있는데, 근육의 볼륨을 키우고 섬세하게 다듬을 수 있는 운동이 골고루 분포해 균형 잡힌 몸을 만들 수 있다.

뿐만 아니라 이 책의 PART 3에서는 각 부위별로 다섯 가지 집중 프로그램을 소개하고 있다. 각 부위별로 전체 확장 운동, 분리도 높이는 운동, 일부 확장 운동, 볼륨 높이는 운동, 섬세하게 조각하는 운동 등의 세부적인 프로그램을 소개하고 있다. 이러한 각 부위의 핵심 프로그램을 통해 목표한 부위를 조금 더 집중적으로 운동할 수 있다.

무엇보다 체형에 따라 운동 강도를 조절하는 법, 추천 운동법, 식이 조절법 등을 책의 앞부분에서 자세하게 다루고 있어 스스로 자신의 체형에 맞는 운동법을 조금 더 쉽게 찾아볼 수 있을 것이다. 마음으로는 모든 이들의 호랑이 관장이 되어주고 싶지만 부디 이 한 권의 책이 그 바람을 대신할 수 있길 희망해본다.

2019년 5월

호랑이 관장 양치승

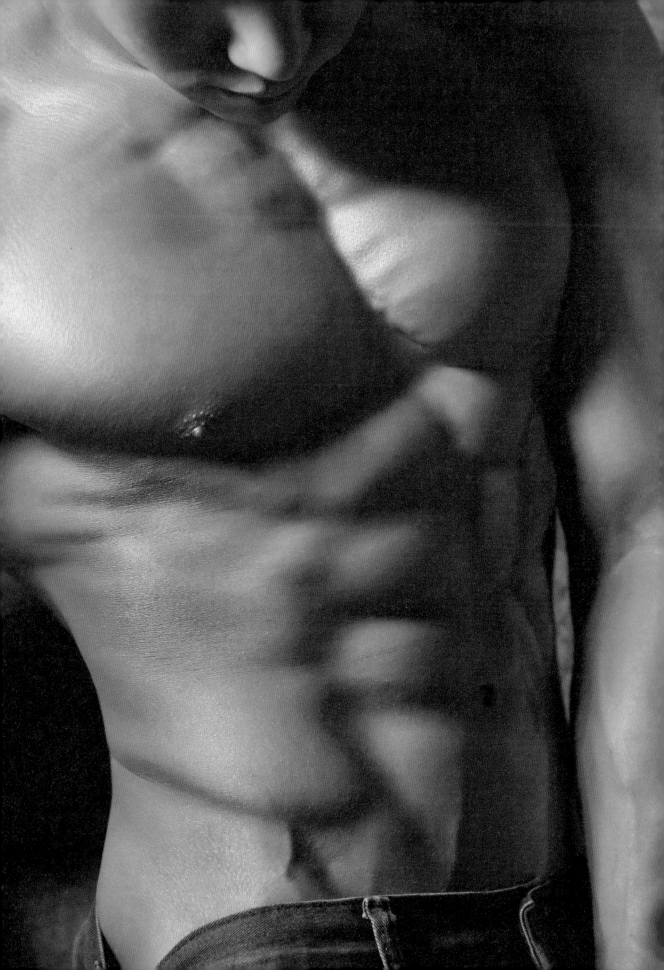

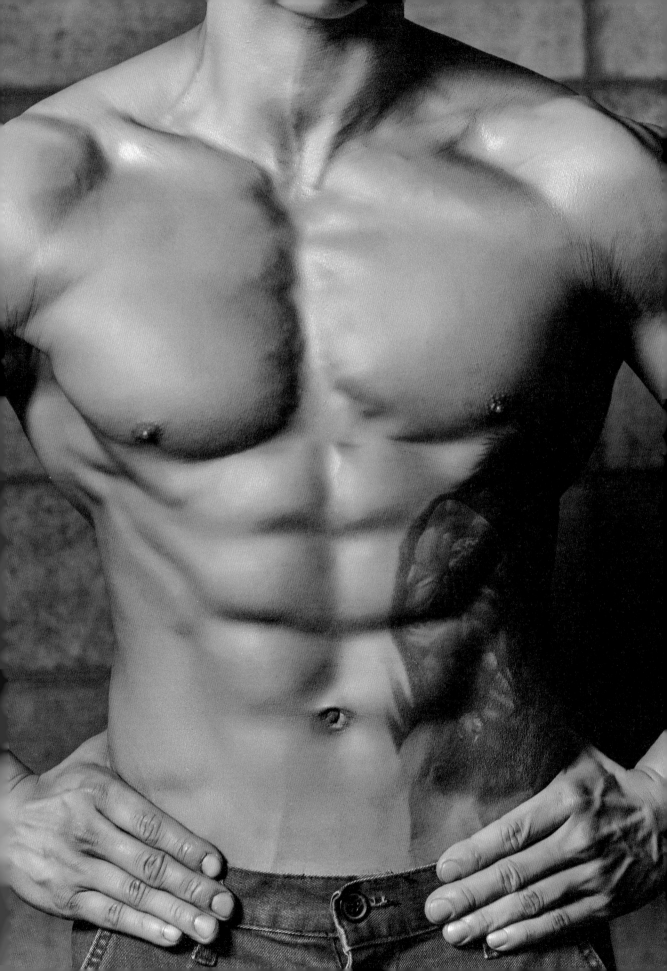

CONTENTS

PART 1

start >>> up

최강 근육 트레이닝 이론

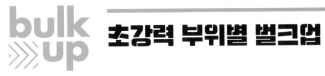

PART **2**

초강력 부위별 벌크업

CHAPTER 1

강한 남자의 필수 조건
어깨

CHAPTER 2

갑옷을 장착한 듯 강인한 매력
가슴

부위별 프로그램

이 책의 200% 활용법

1. 초급자라면 전신을 골고루 발달시켜라

PART2의 부위별 운동은 어깨-가슴-등-하체-팔-복부로 나누어져 있다. 웨이트를 처음 시작하는 초급자의 경우라면 특정 부위만 집중해서 운동하기보다는 이 책에 소개된 여섯 부위의 운동을 매일 각각 한 동작씩 순서대로 따라 할 것을 추천한다. 매일 여섯 가지 동작을 하는 것이다. 단, 해당 동작을 안정적으로 수행할 수 있을 때 다음 동작으로 넘어가야 한다. 짧게는 1~3일이 될 수도 있고 길게는 몇 주가 걸릴 수도 있다. 초급자는 바른 자세를 익히고, 신체 밸런스를 향상시키고, 전신 근육을 골고루 발달시키면서 관절과 근육을 조화롭게 움직일 수 있는 능력을 키우는 것이 무엇보다 중요하다.

2. 중량·횟수·세트 설정은 개인에 따라 다르다

이 책에는 중량, 횟수, 세트가 없다. '뭐 이렇게 불친절한 책이 있나?'라고 생각할 수도 있지만 오해다. 사람마다 들 수 있는 무게와 횟수가 다르고 원하는 목표가 다른데 일률적으로 중량, 횟수, 세트를 설정하는 것이 무슨 의미가 있겠는가. 볼륨감 있는 근육을 원한다면 고중량을 저반복해야 하고, 섬세한 근육을 원한다면 저중량을 고반복해야 한다. 고중량이라는 것의 기준은 5회 이하로 실시할 수 있는 무게를 말하고, 저중량은 15회 정도 무리 없이 실시할 수 있는 무게를 말한다. 만약 저중량으로 설정한 무게로 10회밖에 들 수 없다면 중량을 조금 더 가볍게 해야 한다. 반대로 저중량으로 설정한 무게를 어느 날 20회까지 실시할 수 있게 되면 중량을 조금 더 늘려도 괜찮다. 이처럼 기본적인 강도 조절법을 숙지하고 자신에게 맞는 중량을 선택한다면 얼마든지 자신이 목표한 몸을 만들 수 있다.

중량·횟수·세트 설정 포인트

- 고중량은 5회 이하로 실시할 수 있는 무게를 말한다. 고중량인데 6~7회를 실시할 수 있다면 무게를 더 늘려야 한다.
- 저중량은 15회를 실시할 수 있는 무게를 말한다. 저중량인데 10회밖에 실시할 수 없다면 조금 무겁다는 의미다. 중량을 낮춰 15회를 진행할 수 있는 중량을 찾도록 한다. 저중량인데 20회를 실시할 수 있다면 조금 가볍다는 의미다. 중량을 높여 15회를 진행할 수 있는 중량을 찾도록 한다.
- 저중량으로 실시하는 사람은 15회가 1세트가 되고, 고중량으로 실시하는 사람은 1~5회가 1세트가 된다.
- 하루 운동의 총 세트는 25~30세트가 적당하다. 하루에 세 가지 운동만 한다면 한 종목 당 8~10세트씩 반복하면 되고, 다섯 가지 운동을 한다면 한 종목 당 5~6세트를 진행하면 된다. 자신의 수행 능력에 따라 세트도 조절할 수 있다.
- 체력이 너무 약한 경우라면 20세트로 시작해서 점차 늘려간다.

3. 운동이 익숙해지면 분할운동을 실시하라

부위를 나눠 집중 단련하는 훈련법을 분할운동이라고 한다. 분할운동은 이미 한계에 부딪힌 부위를 좀 더 강하게 자극할 수 있고, 부위마다 며칠간 휴식을 줄 수도 있기 때문에 근성장을 효율적으로 이룰 수 있다. 단순하게 상·하체를 나눠서 운동하는 2분할법부터, 당기는 운동과 미는 운동을 한데 묶어 대근육과 보조근육을 단련하는 3분할법, 대근육과 관련 없는 소근육을 나눠서 운동하는 3분할법, 하루에 두 번(오전·오후)운동하는 이중 분할법 등 다양하게 있다. 전신운동이 익숙해진 상태라면 분할운동에 도전해보는 것이 다각도로 근육을 성장시킬 수 있는 좋은 방법이다.

분할운동의 종류

1 2분할 운동법 (상체 / 하체)

1일차에는 가슴운동을 하고, 2일차엔 하체⋯ 이런 식으로 상체와 하체를 번갈아 운동하는 방법이다. 한 부위씩 나눠 운동하는 것이 지겹다면 1일차에 가슴, 삼두근, 어깨운동을 하고, 2일차엔 하체, 3일차엔 등, 이두근, 복근, 4일차엔 다시 하체운동을 하는 식으로 변형해도 괜찮다.

2 3분할 운동법 (대근육 + 보조근육)

국민 3분할 운동법이라고 알려진 방법이다. 미는 동작과 당기는 동작, 하체를 각각 묶어서 단련한다. 이 운동법의 특징은 이미 지쳐있는 근육을 더 강하게 자극한다는 점이다. 예를 들어 가슴운동(대근육)을 하면 삼두근과 어깨근육(보조근육)이 함께 작용하게 된다. 가슴운동을 통해 이미 지쳐버린 삼두근과 어깨는 조금만 더 자극해줘도 큰 효과가 난다. 그러니까 하루에 묶어 운동을 진행하면 좋다.

ex. 가슴(대근육)+삼두근&어깨(보조근육) / 등(대근육)+이두근(보조근육) / 하체(대근육)+복근(보조근육) 등

3 그 밖의 3분할 운동법 (대근육 + 관련 없는 소근육)

가슴, 등, 하체와 같은 대근육을 매일 번갈아 단련하고, 여기에 매일 어깨와 팔 운동을 추가하는 운동법이다. 소근육은 대근육에 비해 회복이 빨라 매일 단련해도 큰 무리가 없다(개인마다 차이는 있다). 단, 복근 운동은 매일 추가해 단련하는 것이 좋다.

ex. 가슴(대근육)+이두근(소근육) / 등(대근육)+삼두근(소근육) / 하체(대근육)+어깨(소근육) 등

4. 부족한 부위부터 더 집중해서 운동해보라

보통은 에너지가 충분할 때 다중 관절운동이나 고중량을 들어야 하는 운동을 하는 게 정석이다. 하지만 꼭 이것만이 정답은 아니다. 밥을 먹을 때 반찬과 밥 중 어떤 걸 먼저 먹어야 하는지 정해져 있지 않은 것처럼 운동에도 사실 정해진 순서란 없다. 자신이 부족하다고 느끼는, 더 집중해 키우고 싶은 부위를 먼저 하는 것도 방법이다. 상체의 측면을 확장시키고 싶으면 측면운동을, 하체 단련이 목표면 하체운동부터 해도 된다는 말이다. 이미 지친 상태에서 키우고 싶은 부위(혹은 부족하다고 느끼는 부위)의 운동을 시작하게 되면 힘이 달려 제대로 운동할 수 없다. 대신 에너지가 충분한 상태에서 원하는 부위의 운동을 하게 되면 집중도가

높아져 훨씬 효과적으로 목표를 달성할 수 있다.

　　PART3에서는 부위별로 다섯 가지 집중 프로그램을 소개한다. 원하는 부위의 프로그램을 선택해 집중 마크해보자. 책에 소개된 프로그램 외 다른 부위의 단련을 원하면 PART2에 소개된 운동들의 효과를 따져보고 자신의 목표에 맞는 프로그램을 짜면 된다.

5. 양관장의 레슨포인트에 집중하라

　　운동하면서 저지르기 쉬운 실수, 자세를 잡는 요령, 동작을 수행할 때 특별히 주의해야 할 점 등을 각각의 운동마다 짚어주고 있다. 마음 같아서는 옆에 따라 붙어서 매의 눈으로 지켜보며 강하게 압박하고 싶지만, 지면을 통해 포인트를 짚어줄 수밖에 없는 것이 아쉽다. 하지만 부디 이 책을 통해 운동하는 모든 이들이 안타까운 실수를 범하지 않기를 바라는 마음으로 포인트를 정리해두었으니 운동 전에 꼭 숙지하길 바란다.

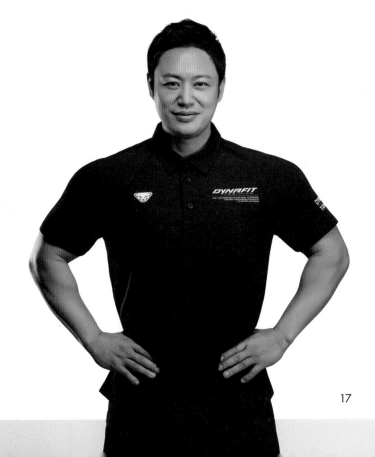

start up

최강 근육 트레이닝 이론

멋진 몸,
3개월이면 누구나 가능하다

"도망가지 않을 자신 있어요?"

3개월 만에 원하는 몸을 만들어준다는 소문을 듣고 찾아왔다는 한 회원에게 내가 처음 건넨 말이다. 원하는 몸을 만드는 3개월이라는 시간이 그야말로 곡소리 나는 시간이 될 텐데 그만큼 의지가 있냐는 질문이었다. 트레이너는 조물주가 아니다. 운동에 의지가 없고 핑계와 자기 합리화로 가득 찬 사람을 멋진 몸으로 만들어줄 수는 없다. 결국 멋진 몸이라는 것은 운동하는 사람의 의지에 달린 것이다. 그 의지가 충분하다면 3개월 만에도 충분히, 누구나 멋진 몸을 만들 수 있다.

운동을 하다 보면 어느 순간 조금씩 운동을 게을리하게 되는 시점이 찾아온다. 말도 안 되는 핑계들이 하나씩 생기기 시작하고, 그 핑계에 대한 자책감에서 벗어나기 위해 그럴듯한 이유로 포장하는 자기 합리화가 시작된다. 합리화가 시작되면 그때부터 몸은 나태해지기 시작하고 원하는 몸에서 점점 멀어지게 된다. 심한 감기몸살에 걸렸다거나 부상 때문에 도저히 운동할 수 없는 위험한 상태가 아니라면 한 시간만 투자하면 된다. 24시간 중 단 한 시간도 투자하지 않고 3개월 만에 멋진 몸을 기대한다는 것, 너무 욕심 아닌가?

트레이너는 운동하는 사람에게 정확한 운동 방법과 효율적인 운동 과정을 지도하는 사람이다. 뿐만 아니라 운동하는 사람의 멘탈이 흔들리지 않도록 다잡아주는 조력자다. 고속도로에서 직진만 하도록, 옆으로 새거나 후진하거나 유턴하지 못하게 하는 것, 목표한 지점까지 정확하고 빠르게 도달할 수 있도록 도와주는 것이 바로 지도자의 몫이다. 하지만 운전을 해서 목적지에 도착하는 것은 결국 자신이다. 때문에 본인 스스로 마음을 굳게 먹고 이 악물고 운동할 수 있다면 트레이너 없이, 집에서 하는 운동으로도 얼마든지 멋진 몸을 만들 수 있다. 운동을 못하는 핑계에 대한 합리화를 스스로 이겨낼 때, 그때부터 몸은 좋아진다.

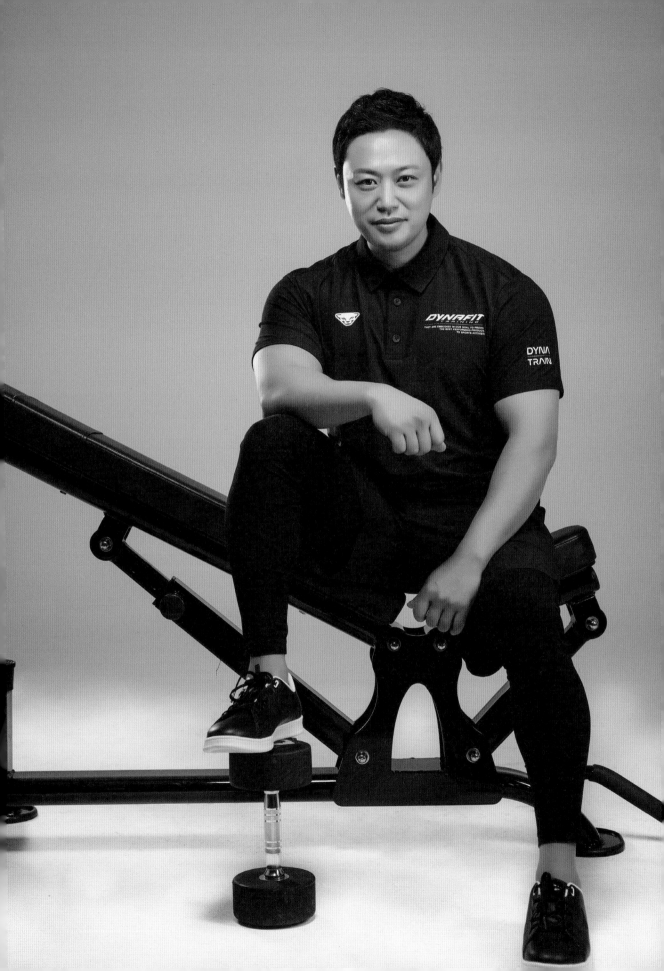

마음먹었다면
지금 바로 시작하라

간혹 체육관을 찾아 상담하고 지금 살이 너무 많이 쪘으니 살부터 빼고 오겠다며 돌아가는 사람도 종종 있다. 물론 그들이 다시 체육관을 찾았을 때 몸무게는 이전보다 줄어 있다. 하지만 체지방률에는 변화가 없고 근육량만 줄어 있는 경우가 대부분이다. 가장 안타깝고 답답한 경우다. 좋은 몸, 멋진 몸을 만드는 데 몸무게는 사실상 아무런 의미가 없다. 그저 숫자에 불과하다. 식사량을 줄이고 저녁은 굶어가면서 체지방이 아닌 근육량을 줄일 바에는 차라리 아무것도 시도하지 말고 살찐 그 상태 그대로 운동을 시작하는 편이 훨씬 더 낫다.

운동을 시작하기 전, 다이어트를 해서 살을 먼저 빼야 하는 건 극히 예외적인 경우에만 해당한다. 초고도비만이라 움직임 자체만으로도 척추, 무릎, 발목, 관절 등에 무리가 가는 경우라면 식생활개선, 행동치료, 약물치료 등 전문가의 도움을 받아 체지방을 줄이고 그 이후에 운동을 시작하는 것이 수월할 수 있다. 이러한 경우가 아니라면 운동하기 전에 몸무게부터 줄이겠다는 건 의미가 없다. 정확하게 체지방만 쏙 빼는 것이 아니라 근육량까지 줄어들게 만드는 잘못된 다이어트는 운동 수행능력만 떨어지게 할 뿐이다.

그 때문에 살을 빼기 전, 안에 있는 기둥을 탄탄하게 잡아놓는 것이 무엇보다 중요하다. 꾸준히 운동을 하다 보면 근육량이 서서히 늘어나게 되고 당연히 기초대사량도 증가하게 된다. 그러면 더 많은 지방을 에너지원으로 사용하게 되고 결국 살은 자연스럽게 빠진다. 운동 전에 굳이 살을 먼저 뺄 필요가 없다는 얘기다. 몸을 만들어보기로 마음먹었다면 지금 바로 운동을 시작해야 한다. '새해부터, 다음달부터, 다음주부터'라는 계획보다 '지금 당장' 시작하는 편이 가장 빨리 몸을 만들 수 있는 방법이다.

한 가지 더 보태자면 운동은 습관적으로 매일 한 시간씩이라도 반복하는 것이 좋다. 그 한 시간이 일상의 습관이 되어야하고 밥 먹는 것처럼 당연해져야 한다.

그렇게 되면 운동을 안 하는 날은 허전하고 불안하기까지 하다. 마치 밥을 안 먹으면 배고프고 기운이 없는 것처럼 말이다. 결코 쉽지는 않겠지만 그 습관의 재미를 맛보게 된다면 절반 이상은 성공했다고 본다.

바벨, 덤벨, 철봉만으로도
충분하다

웨이트 트레이닝은 가동 범위가 정해져 있는 기계를 이용한 '머신 운동'과 스스로 중량을 조절해 운동할 수 있는 '프리 웨이트'가 있다.

머신의 경우 인위적인 움직임으로 정해진 구간만 움직이기 때문에 안정적인 자세를 잡아주는 효과가 있고, 보조 근육의 관여를 최대한 줄이고 목표한 근육에만 집중할 수 있기 때문에 정확한 부위의 운동이 가능하다. 운동 중 신체 밸런스가 깨질 위험이 비교적 덜해 사고로 인한 큰 부상의 위험이 적다는 것도 장점 중 하나다. 다만 시작할 때부터 마무리할 때까지 거의 일정한 강도로 저항을 주기 때문에 실질적으로 근력을 키우는 효과는 프리 웨이트에 비해 낮다는 단점이 있다.

반면 바벨, 덤벨, 철봉을 이용하는 프리 웨이트는 움직임을 스스로 조절해야 하므로 밸런스와 운동신경이 발달하는 것은 물론 근육의 발달과 열량을 태우는 데 더 유리하다. 공간을 많이 차지하지도 않고 신체 모든 부위를 단련할 수 있다는 것도 장점으로 꼽힌다. 무엇보다 프리 웨이트는 근육의 볼륨감을 키우는 동시에 섬세하게 다듬는 모든 과정이 간단한 기구를 통해 가능하다는 것이 가장 큰 장점이다. 때문에 초보자는 물론 선수급 몸매를 만드는 데 있어 프리 웨이트는 가장 기본적이고 필수적인 운동이라 할 수 있다.

물론 더 많은 기구나 다양한 방법을 동원하면 더 편리하게 몸을 만들 수 있겠지만 언제 어디서나 편리하게 운동할 수 있는 것은 바벨, 덤벨, 철봉 같은 운동 기구를 사용하는 프리 웨이트다. 단순한 기구만 있어도 충분히 자신의 몸을 컨트롤할 수 있고, 응용할 수 있는 동작이 무궁무진하기 때문에 어떤 형태로든 운동이 가능하다. 즉 바벨, 덤벨, 철봉만 있다면 내 몸 구석구석까지 근육을 키우고 조각할 수 있다.

바벨·덤벨·철봉의 최대 장점과 주의사항

· 바벨
양손을 사용하기 때문에 무게를 들어 올리는 지지점이 두 개다. 중심을 잡기 쉽고 고중량의 운동이 가능해서 근육의 볼륨을 키우는 데 좋다. 무엇보다 동작할 때 보조근이 적게 관여하기 때문에 목표한 근육을 집중적으로 단련하기 유리하다. 단, 더 많은 무게나 횟수를 들려고 근육이 아닌 관절을 쓰는 경우 근육이 파열되거나 신경이 손상되거나 관절에 무리가 갈 수 있기 때문에 각별히 주의해야 한다.

· 덤벨
바벨보다 밸런스를 잡기 다소 어렵지만, 목표 근육과 함께 보조 근육, 신경계의 발달까지 가능해 실질적인 힘을 키우는 데 효과적이다. 적은 무게로 고반복 운동이 가능하기 때문에 근육을 섬세하게 다듬을 수 있다. 바벨과 마찬가지로 더 많은 무게나 횟수를 들려고 반동을 이용하거나 관절을 쓰는 경우 부상의 위험이 높기 때문에 주의해야 한다.

· 철봉
상체를 집중적으로 발달시킬 수 있는 운동기구. 공중에 매달려 동작을 반복하기 때문에 허리에 부담이 적고 등 근육을 강화하는 데 탁월하다. 자신의 체중을 이용하는 동작이라 중량으로 인한 부상도 적다. 단, 동작 내내 근육의 수축을 지속하고 내려오는 자세에서 천천히 동작을 반복해야 효과적이다. 상하체의 밸런스를 맞추기 위해 하체운동을 따로 시행해야 한다.

그립의 종류

1. 잡는 방법에 따라

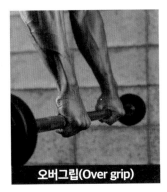
오버그립(Over grip)

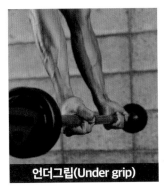
언더그립(Under grip)

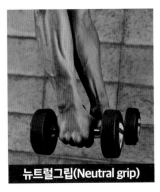
뉴트럴그립(Neutral grip)

손등이 위로 오게 잡는 방법이다. 가장 많이 쓰이는 기본 그립으로 물건을 잡기 위해 주먹을 쥐듯이 자연스럽게 잡으면 된다.

손바닥이 위로 오게 잡는 방법이다. '컬' 형태의 운동이나 '로우' 계열 운동, '바벨 컬' 등을 할 때 주로 쓰인다.

양쪽 손바닥이 마주보게 덤벨을 잡는다. '로우', '컬', '플라이' 계열 같은 운동 동작에 많이 쓰인다.

2. 잡는 간격에 따라

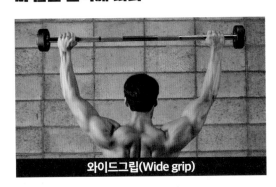
와이드그립(Wide grip)

어깨너비보다 넓은 간격으로 바벨을 잡는다. 중량을 높이기 용이해 자극(운동이 되는) 부위를 확장시키는 데 도움이 되는 그립이다. '풀업', '벤치프레스' 같은 대근육을 발달시키는 동작에 많이 쓰인다.

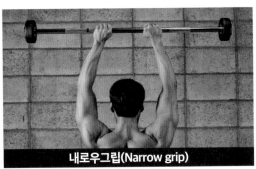
내로우그립(Narrow grip)

어깨너비보다 좁은 간격으로 바벨을 잡는다. 좀 더 좁은 범위의 근육이나 소근육 등을 섬세하게 다듬을 때 많이 쓰인다. 저중량으로 운동하면 근육의 고립도 면에서 효과가 좋다. 이 그립으로 고중량을 들면 손목이나 팔꿈치에 무리가 갈 수 있으니 주의해야 한다. '라잉 트라이셉스 익스텐션'이나 '컬' 계열 운동 동작에 많이 쓰인다.

코로 호흡해야
흔들림이 없다

운동을 처음 시작하면 오로지 동작에만 집중하고 호흡의 중요성은 간과하는 경우가 매우 많다. 얼굴이 곧 터질 듯 벌게지도록 숨을 참는 사람도 있고, 시도 때도 없이 '훅훅' 소리를 내며 숨을 내뱉는 사람도 부지기수다. 정확한 호흡법을 몰라서 그렇기도 하지만 호흡의 중요성을 인지하지 못하고 있기 때문에 그저 아무렇게나 숨을 들이마시고 내뱉는 과정을 반복하고 있는 것이다. 운동의 정확한 동작만큼이나 호흡은 매우 중요하다. 호흡을 제대로 하지 못하면 자신이 들 수 있는 중량이 급격하게 낮아지거나 자세가 흐트러지면서 부상의 위험이 커진다. 코어에 힘을 주고 정확한 타이밍에 들이마시고 내쉬는 과정을 반복해야 한다. 나무의 뿌리가 강하게 박혀있어야 흔들림이 없는 것처럼 코어에 힘을 주고 호흡을 정확하게 해야 동작에 흔들림도 줄어든다.

우선 운동을 할 때 호흡은 코로 하는 것이 가장 좋다. 동작 내내 몸 안에는 적당한 압을 가지고 있는 것이 좋다. 그런데 입으로 호흡을 하면 호흡 전체를 내쉬어버리기 때문에 몸에 압을 가지고 있기 힘들다. 다음 회를 수행할 때 동작이 더 늦어지기 때문에 운동의 효율성도 떨어진다. 최대한 코로만 호흡하면서 숨을 완전히 내쉬지 않고 몸 안에 가지고 있는 게 흔들림을 줄일 수 있는 방법이다. 물론 너무 힘들 때 입으로 호흡하는 것은 어쩔 수 없지만, 코로 하는 호흡을 습관화해야 한다.

간혹 코로 호흡을 하라고 하면 숨이 차다고 말하는 사람들이 있는데, 이런 경우는 코로 하는 호흡이 문제가 아니라 그만큼 폐활량이 떨어진다는 얘기다. 웨이트를 할 때 숨이 찰 정도로 호흡이 버겁다면 유산소 운동을 통해 웨이트 운동을 소화할 수 있을 정도의 폐활량을 기르는 것도 매우 중요하다.

보통 힘줄 때 내쉬고, 뺄 때 마시라고 하는 경우가 많지만 내가 지도하는 호흡법은 이와는 차이가 있다. 근육을 천천히 이완하면서 숨을 들이마시고 잠시 멈춘 후 수축하면서 가장 힘든 지점을 지나 숨을 내쉬는 것이다. 야구 선수가 투구를 할 때 공을 던지며 숨을 내쉬는 경우는 거의 없다. 투수는 마운드에서 포징을 하며 숨을 들이마시고, 몸 안에 압을 채운 상태에서 폭발적인 힘으로 공을 던진 뒤 숨을 내쉰다. 공을 던지면서 동시에 숨을 내쉬면 폭발적인 힘을 발휘할 수 없고 자세가 흐트러지기 때문이다. 웨이트 운동의 호흡법도 마찬가지로 몸을 천천히 이완하면서 숨을 들이마시고 정점에서 멈춘 후 수축을 시작할 때 폭발적인 힘으로 동작을 진행하고 최대 정점을 지난 후에 서서히 내쉬는 것이 가장 바람직하다.

공복 유산소보다 공복 웨이트를 추천한다

"공복에 유산소 운동을 하는 게 정말 좋은가요?"

회원들에게 수도 없이 듣는 질문이다. '공복 유산소 운동이 좋다'라는 의견과 '공복 유산소 운동은 득보다 실이 크다'라는 의견은 아직도 분분하다. 하지만 '공복 유산소 운동이 좋다, 안 좋다'를 나누기 이전에 자신의 몸 상태를 체크해보고 어떤 몸을 만들고 싶은지 그 목표를 먼저 파악하는 것이 우선이다. 공복 유산소 운동이 도움 되는 유형과 오히려 해가 되는 유형이 있기 때문이다.

우리 몸은 일반적으로 탄수화물을 가장 먼저 소비해 에너지원으로 사용하고 그다음 지방, 단백질 순으로 사용한다. 만약 전날 7시 이후로 아무것도 섭취하지 않으면 잠을 자기 이전과 잠자는 동안 기초대사량으로 탄수화물을 거의 모두 사용하기 때문에 아침 공복 유산소 운동에는 체지방을 좀 더 빠르게 연소시킬 수 있다. 하지만 지방을 연소시키는 동시에 단백질도 일정 부분 함께 빠져나가기 때문에 근육량의 손실도 감수해야 한다. 체지방과 근육량 모두 많은 내배엽형의 경우 큰 타격을 받지 않지만, 몸 전체에 살이 없고 왜소해 보이는 외배엽형의 경우 공복 유산소 운동은 그나마 있는 지방을 태우고 근육까지 없애니 오히려 해가 되는 운동 방법이라고 할 수 있다. 이처럼 공복 유산소 운동이 좋은가, 안 좋은가를 따지기 이전에 자신에게 맞는지를 먼저 체크해보는 것이 중요하다.

그래도 공복 유산소 운동이 좋은지를 묻는 사람들에게 군이 대답을 해주자면, 나는 운동을 지도할 때 대부분 공복 유산소보다 공복 웨이트를 추천하는 편이다. 공복에 유산소 운동을 하면서 대부분의 에너지를 소진해버리면 정작 웨이트를 할 때 버거워하는 경우가 많기 때문이다. 차라리 유산소 운동으로 쓸데없이 힘 빼지 말고 중량을 높이거나 횟수 하나를 더 늘라고 말한다. 공복 유산소 운동에 집착할 필요는 절대 없다.

오히려 체지방은 다른 운동으로 신진대사가 활발해진 상태에서 더 잘 연소된다. 때문에 웨이트를 먼저 하면 유산소 운동을 할 때 지방이 많이 소비된다. 체지방 연소를 목적으로 하는 유산소 운동이라면 당연히 웨이트 이후에 유산소를 하는 것이 더욱 효과적이라는 얘기다. 근성장이 주목적인 사람의 경우도 유산소보다 웨이트를 먼저 하는 것이 좀 더 효율적으로 운동할 수 있는 방법이다. 군이 어느 쪽도 먼저 유산소 운동을 할 필요는 없다는 말이다.

만약 심폐기능이 떨어져 웨이트를 수행하기 힘든 경우라면 웨이트 후에 20분 정도 빠르게 달리거나 사이클을 타는 등의 유산소 운동을 통해 심폐기능을 꾸준히 향상시키는 것이 좋다. 한 가지 더, 마른 사람의 경우 유산소 운동을 의무적으로 매일 할 필요는 없다. 심폐기능을 높이는 차원에서 가볍게, 며칠에 한 번씩 실시하는 것도 괜찮다.

체형에 따라
운동법은 달라져야 한다

운동은 자신이 모자란 부분을 채워주고, 좋은 몸을 유지하는 것을 최종 목표로 해야 한다. 한마디로 뺄 거 빼고 키울 거 키우는 게 가장 이상적인 목표다. 사람마다 목표한 바가 다르기 때문에 어떤 체형을 만들어야 한다고 말할 수는 없다. 하지만 정확한 운동 목표가 있어야 좋은 몸을 만들 수 있고 그에 따라 운동법도 차이가 난다. 모든 운동은 자신의 체형에 맞게 실시해야 운동 효과를 극대화할 수 있다.

체형은 크게 외배엽, 중배엽, 내배엽 세 가지로 나눌 수 있다. 몸 전체에 살이 없어 왜소해보이는, 전체적으로 마른 체형이 바로 '외배엽'이다. '중배엽'은 마르지도, 살찌지도 않은 체형으로 지방량과 근육량이 적당한 경우가 이에 속한다. 마지막으로 '내배엽'은 기골이 장대한 몸을 가진 체형으로 씨름 선수나 야구 선수의 경우 내배엽형이 많다. 내배엽 체형은 지방량과 근육량이 모두 많기 때문에 근육량이 소실되면 비만한 체형이 될 위험이 가장 높은 경우에 속한다.

하지만 체형은 언제라도 달라질 수 있기 때문에 선천적으로 좋은 체형을 타고 났다고 하더라도 항상 관리해야 한다. 실제로 나 역시 처음 운동을 시작할 때만 해도 외배엽 체형에 가까웠다. 지금은 중배엽을 거쳐 내배엽형으로 완전히 바뀌었다. 누구나 운동을 통해 자신의 체형을 바꿀 수 있다는 사실을 기억해야 한다. 어떤 운동을 해야 체형을 보강, 유지, 강화하는 데 도움이 되는지 체크해보고, 운동의 빈도와 방법을 숙지한다면 자신이 목표한 체형에 좀 더 빨리 다가갈 수 있을 것이다.

몸 전체에 살이 없어 왜소해 보이는
외배엽

추천 운동

스쿼트, 데드리프트, 벤치 프레스를 추천한다. 왜소한 몸은 근육의 사이즈를 크게 키워야 하기 때문에 하체, 등, 가슴의 대근육을 키울 수 있는 삼대운동을 실시하는 것이 좋다.

운동 빈도

일주일에 6일이면 적당하다. 외배엽형의 경우 운동 수행능력이 떨어지는 사람이 많기 때문에 일주일에 3일이 적당하다고 말하는 사람도 있다. 천만의 말씀이다. 그럴수록 매일 악착같이 운동해서 운동 수행 능력을 높여야 한다. 하루빨리 좋은 몸이 되고 싶다면 잠잘 때 쉬고, 일어나면 무조건 운동해야 한다고 생각하라.

운동 시간

웨이트와 유산소 운동의 비율은 8:2가 적당하다. 웨이트를 80분 실시하면 유산소 운동은 웨이트 후 20분간 러닝이나 사이클을 고강도로 실시해 심폐지구력을 높이는 정도면 충분하다.

운동 강도

운동 중간중간 다음 운동을 버틸 수 있는 만큼의 휴식시간을 충분히 갖도록 한다. 근력이 없는 편이기 때문에 고강도의 운동을 반복하면 중량을 버티지 못하고 자칫 사고로 이어질 수 있다.

목표 설정 방법

운동을 처음 시작할 때는 무리한 목표 설정보다 운동 수행 능력이 어느 정도 가능한지 컨디션 조절을 하며 자신을 평가하도록 한다. 1주차에 평가해보면 대부분 자신의 능력치를 판단할 수 있기 때문에 그 이후에 목표를 설정하는 것이 좋다.

주의 사항

본인의 체중보다 무거운 무게를 들려고 노력해야 한다. 세트 당 5회 이하로 들 수 있는 무게에 집중하면 근육의 사이즈를 키울 수 있다. 다만 관절에 무리가 가지 않도록 부상 위험을 방지한 상태에서 덤벨보다는 바벨을 이용해 고강도 운동(저항성이 높은 운동)을 하는 것이 바람직하다.

외배엽 Q&A

1. 운동량이 늘어나면 살이 빠지는 거 아닌가요?

체지방을 연소시키는 유산소 운동을 최소화하고 근육의 부피를 키우면 체지방이 줄어도 체격이 좋아 보인다. 다만 일시적으로 펌핑감을 주는 운동보다 근섬유질을 늘릴 수 있는 저항성 높은 운동 위주로 실시해야 한다. 이때 중량의 최대치를 점차적으로 늘려나가야 근육의 사이즈를 키울 수 있다.

2. 유산소 운동은 안 하는 게 좋을까요?

앞에서도 언급했지만 체지방률이 높지 않은 경우 유산소 운동을 굳이 매일 할 필요는 없다. 다만 운동 수행 능력이 떨어질 만큼 심폐지구력이 낮다면 고강도의 유산소 운동을 짧게 실시해 폐활량을 높여야 한다. 체지방 감량을 위한 유산소 운동이 아니라 폐활량을 높이는 유산소 운동이라면 일주일에 3회 정도 실시해도 괜찮다.

3. 기초 체력이 너무 없어서 따라할 수가 없어요. 어떻게 운동해야 할까요?

자신이 소화할 수 있는 최대 중량을 측정해본다는 것 자체가 무색할 정도로 기초 체력이 부족한 사람도 많다. 그렇다고 가벼운 무게로 횟수만 늘리는 운동은 외배엽 체형에는 별 도움이 안 된다. 이런 경우 보조자의 도움을 받아 중량과 횟수를 조금씩 늘리는 방법이 가장 효과적이다.

마르지도 않고 살도 많이 찌지 않은
중배엽

추천 운동

컨센트레이션 컬, 시티드 카프 레이즈, 덤벨 스키 레이즈를 추천한다. 몸의 틀이 기본적으로 좋은 중배엽 체형은 근육의 형성도도 좋기 때문에 약간의 운동으로도 멋진 몸을 만들 수 있다. 이런 경우 상대적으로 소홀할 수 있는 이두하부, 종아리, 어깨 후면 운동에 집중하면 보다 완벽한 몸을 만들 수 있다.

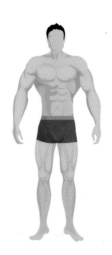

운동 빈도

일주일에 6일이면 된다. 몸이 좋으니까 하루 정도는 마음 편안하게 쉬어도 괜찮다. 하지만 운동은 하는 만큼 몸에서 반응이 온다. 좋은 체형을 유지하고 더 좋은 몸을 만들고 싶어서 굳이 매일 운동하겠다면 말리지는 않겠다.

운동 시간

웨이트 90분, 유산소 30분이 적당하다. 유산소 운동은 웨이트 후 30분 정도 적정 속도로 걷는 것이 좋다. 지방과 근육량의 밸런스를 맞추기 위해 실시하는 정도로 생각하면 된다.

운동 강도

저중량으로 시작해서 고중량으로 점차 올라가도록 한다. 대신 횟수는 점차 줄이면 된다. 가끔 반동을 이용하거나 보조자가 있는 상태에서 고중량의 한계치를 뛰어넘는 테스트를 시도해보는 것도 좋다.

목표 설정 방법

무게나 운동 강도를 어느 정도 컨트롤할 수 있는 사람들이기 때문에 운동 강도를 스스로 조절하며 근육의 사이즈를 더 키울지, 근육의 선명도를 더 높일지 정하면 된다.

주의 사항

운동 수행 능력이 좋은 편이라고 해서 자만하지 말아야 한다. 운동할 때 '할 수 있다'는 마인드 컨트롤은 그 무엇보다 중요하지만 '이까짓 거'라는 자만심은 부상을 불러온다.

중배엽 Q&A

1. 생각보다 근육이 잘 만들어지지 않아요. 근육량을 높일 수 있는 방법을 알려주세요.
운동의 속도를 평상시 2~3배 정도로 천천히 조절해볼 것. 한 회를 실행할 때 느린 속도로 내 근육의 움직임, 저항, 수축, 이완을 모두 느끼며 운동하면 근육의 피로도를 최대한 늘리면서 근육량을 높일 수 있다.

2. 근육뿐만 아니라 힘을 키우고 싶은데 어떤 방법으로 운동해야 할까요?
보조자가 있거나 거치대가 있는, 위험을 방지할 수 있는 상태에서 버티는 동작을 반복하게 되면 근력을 키우는 데 도움이 된다. 예를 들어, 프레스 동작을 할 때 들 수는 없는 무게지만 내릴 수는 있는 무게를 찾아 그 무게를 반복적으로 버티면 된다. 당연히 들 수 없는 무게이기 때문에 보조자나 거치대 등의 안전장치가 필요하다.

3. 근육의 선명도를 높이려면 어떻게 운동해야 하나요?
근육이 찢어진다는 느낌으로 저중량으로 고반복해 한 부위를 집중적으로 공략한다. 운동뿐만 아니라 염분과 수분조절도 함께 하면 근육이 더 선명해진다.

지방도 근육량도 많아 기골이 장대한
내배엽

추천 운동

오버헤드 스쿼트, 더블 크런치, 풀업을 추천한다. 내배엽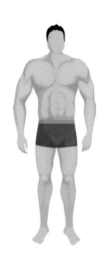
은 칼로리 소비량이 많은 운동을 해야하므로 일반 스쿼트보
다 고강도의 오버헤드 스쿼트를 통해 칼로리 소비를 극대화
하는 것이 좋다. 복부지방이 많은 스타일이라 복근을 길게
늘여주는 운동이 필요하고, 자신의 체중을 이용할 수 있는
풀업을 통해 근지구력과 근력을 향상하도록 한다.

운동 빈도

마른 체형인 외배엽의 경우도 일주일에 6일을 운동하는데, 감량해야 할 체지
방이 많은 내배엽의 경우라면 두말할 것 없이 매일 운동해야 한다. 일주일에 단
하루라도 쉬고 싶다면 열심히 노력해 중배엽으로 가자!

운동 시간

웨이트 110분, 유산소는 50분 정도가 적당하다. 유산소 운동은 옆 사람과 대화
를 나누기 약간 벅찰 정도의 강도로 지속하는 것이 중요하다. 그래야 체지방 연소
에 효과적이다.

운동 강도

내배엽은 기본적으로 체형이 크기 때문에 근육 사이즈를 키우는 것을 부담스
러워하는 사람들이 많다. 고중량을 들기보다는 15~20회를 들 수 있는 가벼운 무
게로 중저강도의 운동을 진행하는 것이 좋다.

목표 설정 방법

체중이 많이 나가는 경우가 많기 때문에 자신의 체중을 트레이닝할 수 있을 정도로 근력과 근지구력을 키우는 것이 우선되어야 한다. 그다음에 근육의 형태나 보강해야 할 부분 등을 디자인해서 목표를 설정하는 것이 좋다.

주의 사항

체중이 감당 안 될 정도의 상태라면 부상 위험을 최소화하기 위해 보조자의 도움을 받는 것이 좋다. 무거운 중량으로 관절에 부담을 주기보다는 우선 자신의 체중을 이용한 운동에 집중하는 것이 바람직하다.

내배엽 Q&A

1. 슬림하면서도 탄탄한 근육을 만들려면 어떻게 해야 하나요?

체지방량이 많고 골격 자체가 큰 내배엽은 식단 조절이 기본이다. 웨이트의 경우도 자신의 몸을 컨트롤하면서 체지방을 연소할 수 있는 유산소성 무산소 운동에 집중하면 더욱 좋다. 무엇보다 슬림하면서도 탄탄한 근육을 만들기 위해서는 무게에 대한 욕심을 버리고 저중량으로 횟수를 많이 시도할 것을 추천한다.

2. 먹는 양에 비해 살이 많이 찌는 것 같아요. 어떻게 먹어야 할까요?

얼마나 먹느냐보다 무엇을 먹느냐가 훨씬 중요하다. 내배엽 체형은 지방이 많이 함유된 음식이나 칼로리가 높은 음식은 무조건 피해야 한다. 단백질 보충 식품으로는 육류보다 생선, 달걀흰자, 닭가슴살 등이 적합하다.

3. 골격은 크지 않은 것 같은데 살은 많습니다. 저는 내배엽인가요?

지방이 많으면 대부분 내배엽으로 분류한다. 외배엽이 열심히 운동해서 근육량을 늘리고 중배엽이 되는 것처럼 체지방량이 많은 내배엽형 역시 지방량을 줄이면 외배엽으로 변하기도 한다.

식단과 운동의 비중은 몸 상태에 따라 달라진다

운동을 할 때 식단 조절과 병행하면 자신이 원하는 목표에 훨씬 더 빠르게 다가갈 수 있다. 그런데 종종 운동과 식단의 비율을 어떻게 조절해야 하는지 묻는 사람들이 있다. 거기에 무조건 6:4, 7:3의 비율을 제시한다는 건 아무런 의미가 없다. 사람마다 원하는 몸과 체형, 체질이 달라 운동과 식단 조절도 그에 맞춰 진행해야 하기 때문이다. 결국 운동과 식단의 비율이 중요한 게 아니라 자신의 포인트가 뭔지를 정확히 파악하는 것이 훨씬 더 중요하다.

예를 들어 배우 마동석처럼 근육의 크기도 크고 지방도 있는 몸을 만들 때는 식단보다 '운동'이 중요하다. 맛있게 잘 먹으면서 운동을 병행하면 훨씬 더 많은 중량과 횟수를 소화할 수 있기 때문에 몸의 사이즈와 힘을 키울 수 있다. 따라서 이런 목표를 가지고 있다면 운동에 더 많은 비중을 두는 게 좋다. 굳이 숫자로 나타내자면 운동의 비중이 6~7, 식단 조절이 3~4라고 할 수 있겠다.

만약 이와는 달리 아이돌 몸매처럼 스키니한 몸을 만들고 싶다면 어떻게 조절해야 할까? 섬세한 근육, 선명한 복근까지 더하고 싶다면 '식단 조절'은 필수다. 지방 섭취와 염분 섭취는 애써 만들어 놓은 근육을 금방 덮어버리기 때문에 식단의 비율을 6~7 정도로 가져가면서 운동을 해야 한다.

운동에는 정해진 답이 없다. 그래서 자로 잰 듯 정확한 수치로 이게 정답이라고 분명하게 말하기도 어렵다. 개인별로 원하는 목표치나 현재 상태에 따라서 운동법도, 식단 조절도 바뀌어야 하기 때문이다. 사이즈가 크고 굵직굵직한 근육을 만들고 싶다면 잘 먹으면서 운동에 더 집중하고, 슬림한 몸매와 근육을 만들고 싶다면 식단 조절에 집중하면서 운동도 꾸준히 해야 좋은 결과를 얻을 수 있다. 의미 없는 숫자보다 이 개념만 염두에 두면 된다.

체형에 따라
음식 섭취 방법도 달라져야 한다

체형에 따라 식단과 운동의 비중이 달라지고 운동의 방법이 달라져야 하는 것처럼 음식 섭취 방법도 달라져야 한다. 먼저 운동 전, 운동 중, 운동 후의 섭취 방법이 달라져야 하고 탄수화물이나 단백질의 하루 섭취량도 달라져야 한다. 뿐만 아니라 끼니의 횟수나 영양소의 섭취 비율도 체형에 맞게 조절이 필요하다.

좋은 몸을 만들기 위해서는 '무엇을 먹느냐'도 중요하지만 '어떻게 먹느냐'도 매우 중요하다. 먹는 방식에 따라 근육의 형성이 좀 더 빠르게 될 수도 있고, 칼로리 소모를 높일 수도 있고, 운동 수행 능력을 향상시킬 수도 있다. 물론 자신의 라이프스타일에 따라 아침, 점심, 저녁의 비중이 달라질 수 있다. 따라서 다음에 제시한 영양소의 비율을 참고해서 자신의 라이프스타일에 맞춰 아침, 점심, 저녁을 조절하면 된다.

단백질 보충은 시판하는 보충제보다 음식을 통해 섭취하는 게 더 유익하다. 하지만 닭가슴살에 너무 집착하지 않아도 된다. 퍽퍽한 닭가슴살이 질린다면 가끔 닭다리나 안심, 오븐 치킨을 대체해서 먹어도 괜찮다. 처음 운동을 시작할 때는 단백질 함량만 최대한 맞춰서 먹고 운동이 습관화되기 전까지는 식단에 너무 집착하지 않는 것이 좋다. 운동에 재미가 붙고 습관이 형성되면 그때 식단을 병행하는 것도 꾸준히 지속할 수 있는 비결이다.

몸 전체에 살이 없어 왜소해 보이는 **외배엽**

운동 전에 어떻게 먹을까?

운동 전에는 감자, 고구마 같은 에너지가 흡수되는 데 상대적으로 시간이 걸리는 복합 탄수화물보다는 과일 같은 단시간에 에너지가 흡수되는 단순 탄수화물을 섭취하는 것이 좋다. 완전히 익은 바나나는 단순 탄수화물이라 운동을 할 때 섭취하면 좀 더 강한 힘을 발휘할 수 있다.

운동 중에는 어떻게 먹을까?

기초체력이 약하기 때문에 초반에는 운동 수행 능력이 떨어질 수 있다. 중간 중간 스트레칭을 하며 1분 정도 휴식을 취하고, 다음 운동이나 세트를 진행한다. 이때 크레아틴, BCAA, 아미노산 계열의 보충제 등을 섭취해주면 효과적이다.

운동 후에는 어떻게 먹을까?

바나나, 사과 등 흡수가 빠른 탄수화물이나 단백질 보충제, 닭가슴살 셰이크 등을 섭취하면 운동 후에 소비되는 열량을 막을 수 있다. 그리고 탄수화물은 30분 내에, 단백질은 1시간 내에 섭취하는 게 효과적이다. 운동하면 살이 빠지지 않을까 염려되는 체형이기 때문에 간혹 고칼로리, 튀긴 인스턴트식품 등을 섭취하는 경우도 있는데, 이런 식품에는 과도한 염분이 포함되어 삼가하는 게 좋다.

하루 영양소를 어떤 비율로 먹을까?

하루에 간식을 포함해 여섯 끼로 나눠 충분한 영양을 공급해준다.

아침 탄수화물 7 : 단백질 3	**간식** 탄수화물 5 : 단백질 5
간식 탄수화물 2 : 단백질 8	**저녁** 탄수화물 4 : 단백질 6
점심 탄수화물 5 : 단백질 5	**간식** 탄수화물 2 : 단백질 8

식단 2 마르지도 않고 살도 많이 찌지 않은 **중배엽**

운동 전에 어떻게 먹을까?

슬림한 체형을 만들고 싶다면 공복 상태에서 웨이트와 유산소를 하는 것이 좋다. 현 상태를 유지한 채 근육을 더 키우고 싶다면 운동 전에 바나나와 삶은 달걀흰자로 단백질을 보충하는 것이 좋다. 중배엽은 체중 변화가 쉽고 근육이 잘 붙는 체질이지만 쉽게 살이 찔 수 있기 때문에 운동 전 간식도 고칼로리는 피해야 한다.

운동 중에는 어떻게 먹을까?

크레아틴, BCAA, 아미노산 계열의 보충제 등을 섭취해주면 효과적이다.

운동 후에는 어떻게 먹을까?

운동 후 간식은 참치 샐러드나 닭가슴살 샐러드를 선택해 채소와 단백질을 함께 보충하는 것이 좋다. 지방 섭취는 피하고 단백질 위주로 식사하며 보충제보다는 닭가슴살, 달걀흰자 등 씹을 수 있는 음식으로 영양섭취를 해야 포만감을 느낄 수 있다. 아침에는 단백질 식품과 함께 감자나 단호박, 고구마 등의 복합 탄수화물을 섭취하고, 저녁에는 단백질 식품과 함께 브로콜리, 버섯, 양배추 등 섬유질이 풍부한 탄수화물을 섭취하는 것도 좋다.

하루 영양소를 어떤 비율로 먹을까?

하루에 간식을 포함해 여섯 끼로 나눠 충분한 영양을 공급해준다.

아침 탄수화물 5 : 단백질 5	**간식** 단백질 10
간식 단백질 10	**저녁** 탄수화물 2 : 단백질 8
점심 탄수화물 2 : 단백질 8	**간식** 단백질 10

지방도 근육량도 많아 기골이 장대한 **내배엽**

운동 전에 어떻게 먹을까?

저지방, 저칼로리로 영양이 풍부하며 포만감이 큰 음식을 섭취하는 게 좋다. 오트밀, 현미, 고구마와 같은 소화가 느린 탄수화물을 먹되 하루에 섭취하는 탄수화물의 총량을 체중 1kg당 1g 이하로 제한하는 것이 좋다.

운동 중에는 어떻게 먹을까?

별도의 단백질이나 탄수화물 보충 없이 공복에서 운동하는 것이 좋다.

운동 후에는 어떻게 먹을까?

고지방 유제품, 술, 청량음료, 단 음식, 인스턴트식품을 피하고 닭가슴살, 생선, 달걀흰자 등 대사가 빠른 단백질을 섭취하는 것이 좋다. 내배엽은 목표 체중을 기준으로 체중 1kg당 1g의 단백질을 섭취하면 된다. 하지만 중배엽이나 근육이 큰 몸으로 만들고 싶다면 체중 1kg당 3g 이상의 단백질을 섭취한다.

하루 영양소를 어떤 비율로 먹을까?

하루 기초대사량에 맞춰 간식을 포함해 다섯 끼의 식사를 조금씩, 자주 하는 것이 중요하다.

아침 탄수화물 3 : 단백질 7

간식 단백질 10

점심 탄수화물 2 : 단백질 8

간식 단백질 10

저녁 탄수화물 1 : 단백질 9

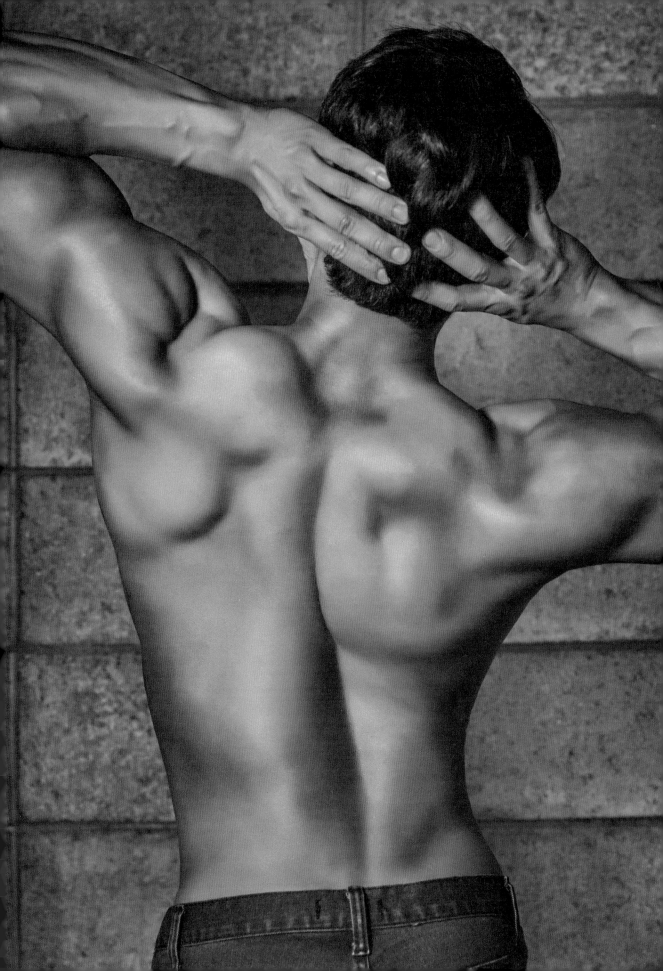

bulk up

초강력 부위별
벌크업

서서하는 워밍업 스트레칭

각 동작은 5~10초씩 2~3회 반복 실시하고 호흡은 자연스럽게 한다.
동작은 모두 좌우 동일하게 실시한다.

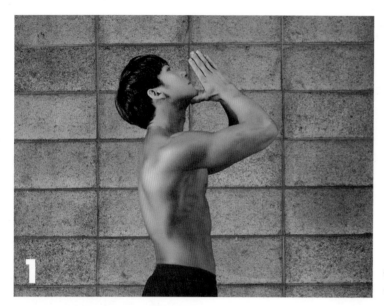

양손 엄지로 턱을 받치고 목을 뒤로 천천히 젖힌다.

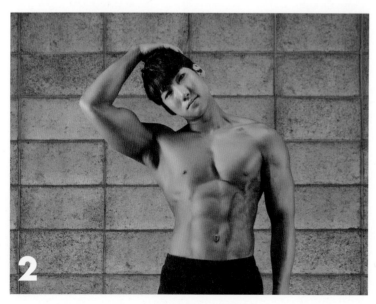

한 손으로 머리를 당겨 목 근육을 충분히 이완시킨다.

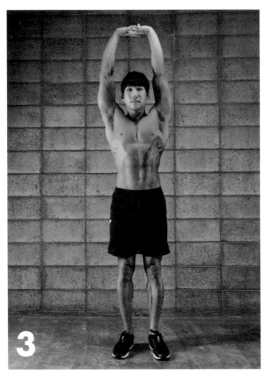

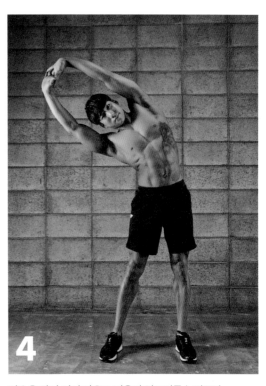

양손을 깍지 껴서 위로 최대한 뻗으며 전신을 늘여준다.

양손을 깍지 껴서 좌우로 기울여 옆구리를 늘여준다.

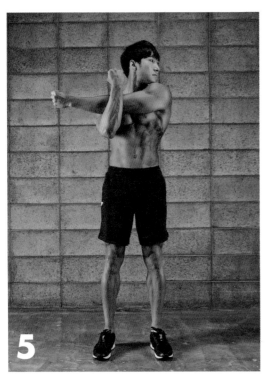

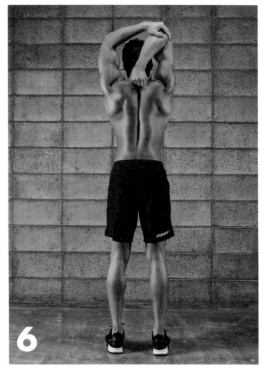

한쪽 팔을 펴고 다른 쪽 팔을 접어 누르면서 어깨와 등을 늘여준다. 이때 고개는 반대로 돌린다.

한쪽 팔을 머리 뒤로 구부리고 다른 팔로 팔꿈치를 누르며 몸의 옆면을 늘여준다.

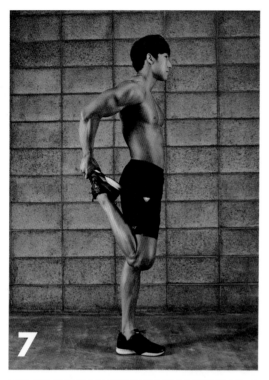

7

바로 서서 한 발을 뒤로 접어 발끝을 잡고 엉덩이 쪽으로 당겨 허벅지 앞면을 늘여준다. 균형을 잡기 어렵다면 다른 한 손으로 벽을 짚어도 된다.

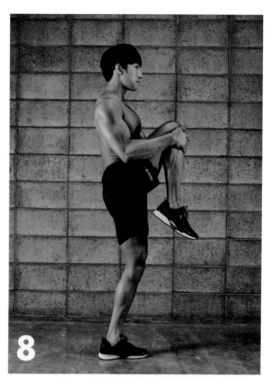

8

바로 서서 한 손으로 같은 발 무릎을 감싸듯 잡고 가슴 쪽으로 당겨 허벅지 뒷면을 늘여준다. 균형을 잡기 어렵다면 다른 한 손으로 벽을 짚어도 된다.

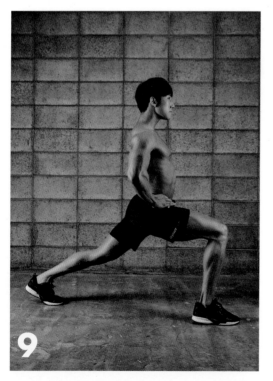

9

바로 서서 한 발을 뒤로 멀리 보내 런지 준비 자세를 취해 종아리 뒷면과 허벅지 뒷면을 늘여준다.

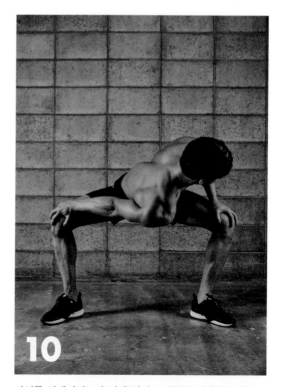

10

다리를 어깨너비보다 넓게 벌리고 발끝은 바깥쪽을 향하도록 한다. 양손으로 무릎을 짚고 상체를 틀어 허리와 고관절을 늘여준다.

누워서 하는 릴렉스 스트레칭

각 동작은 5~10초씩 2~3회 반복 실시하고 호흡은 자연스럽게 한다.
동작은 모두 좌우 동일하게 실시한다.

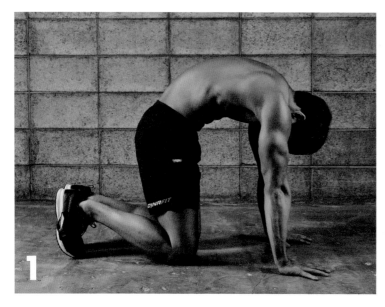

무릎을 꿇고 양손은 어깨너비로 벌려 바닥을 짚는다. 등을 위로 둥글게 만다는 느낌으로 보내며 등과 허리 근육을 최대한 늘여준다.

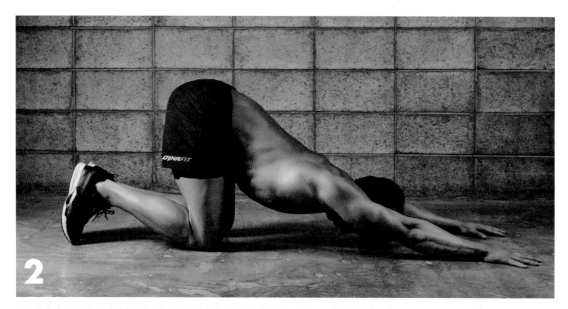

1번 자세에서 그대로 양팔을 뻗는다. 상체를 낮춰 바닥을 누른다는 느낌으로 등을 늘여준다.

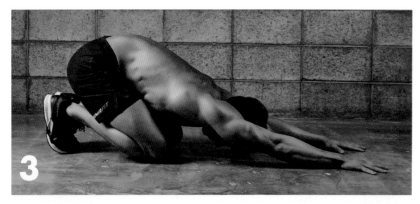

2번 자세에서 엉덩이를 내리고 무릎을 완전히 꿇은 상태에서 상체를 좀 더 바닥에 밀착시킨다는 느낌으로 양쪽 어깨를 누른다.

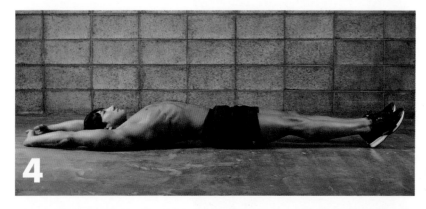

바닥에 양팔을 위로 뻗고 전신을 쭉 늘여준다.

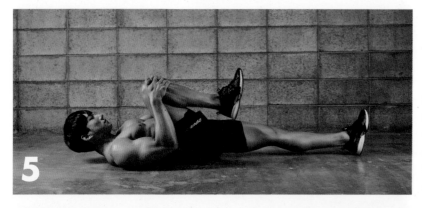

바닥에 누워 한쪽 무릎을 당겨 양손으로 잡고 가슴 쪽으로 쭉 끌어당겨 허벅지 뒷면을 늘여준다. 이때 허리와 꼬리뼈가 바닥에서 떨어지지 않도록 노력한다.

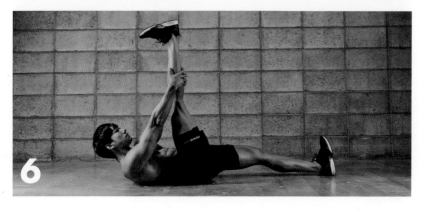

바닥에 누워 한 발을 위로 쭉 뻗고, 양손으로 정강이를 잡아 몸 쪽으로 당겨 허벅지 뒷면을 늘여준다.

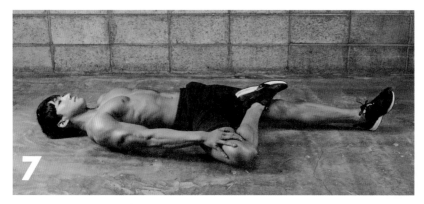

바닥에 누워 한 발을 접어 반대쪽 허벅지 위에 올리고, 같은 손으로 접은 무릎을 바닥으로 눌러 허벅지 안쪽을 늘여준다.

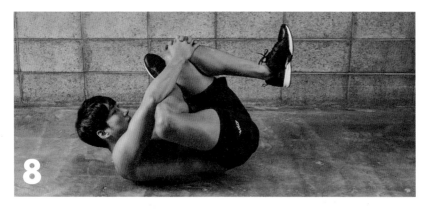

바닥에 누워 양 무릎을 세우고 한 발을 반대쪽 허벅지 위에 올린다. 양손으로 무릎을 잡고 가슴 쪽으로 당겨 허벅지 뒤쪽을 늘여준다.

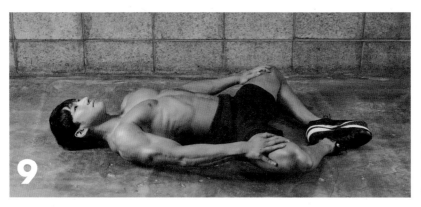

바닥에 누워 양쪽 발바닥을 맞댄다. 양손으로 안쪽 허벅지를 잡고 바닥으로 밀어내듯 눌러 허벅지 안쪽 근육을 늘여준다.

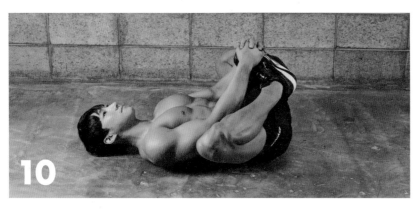

9번 자세에서 맞댄 양발을 당겨 양손으로 잡는다. 몸쪽으로 쭉 당겨 허벅지 뒤쪽, 엉덩이 근육을 늘여준다.

근육 해부도

지금부터는 내가 실제로 가르치고 있는 부위별 운동법을 공개하려 한다. 운동 효과를 제대로 보고자 한다면 선행돼야 할 것이 있다. 바로 단련하고자 하는 부위를 제대로 파악하는 것. 전신 근육 해부도에 우리가 가장 많이 활용해야 하고, 그래서 꼭 알아두어야 할 근육들만 정리해두었다. 한 번 눈에 익힌 후에 본 트레이닝에 돌입하길 바란다. 자, 이제 온몸을 찢어지도록 불사르는 일만 남았다.

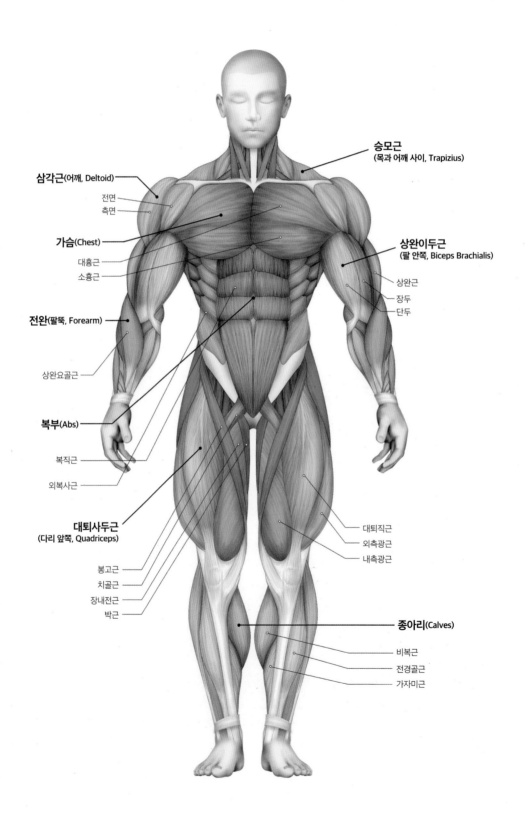

승모근
(목과 어깨 사이, Trapizius)

삼각근(어깨, Deltoid)
전면
측면

가슴(Chest)
대흉근
소흉근

상완이두근
(팔 안쪽, Biceps Brachialis)
상완근
장두
단두

전완(팔뚝, Forearm)

상완요골근

복부(Abs)

복직근

외복사근

대퇴사두근
(다리 앞쪽, Quadriceps)

대퇴직근
외측광근
내측광근

봉고근
치골근
장내전근
박근

종아리(Calves)

비복근
전경골근
가자미근

Check 1 호흡

숨을 들이 마시면서 근육을 이완시키고, 숨을 참은 상태에서 근육 수축의 최고점을 지난 후 숨을 내쉰다. 명심할 건 입이 아닌 코로 호흡해야 한다는 것이다. 예를 들어 숨을 마시면서 바벨을 들어 올린다. 가장 높이 들어 올렸을 때(근육 수축의 최고점) 숨을 내쉰다. 다시 숨을 마시면서 바벨을 내려놓는다.

Check 2 속도

이완시킬 때는 천천히, 수축시킬 때는 이완시킬 때보다 조금 더 빠른 속도로 동작한다는 것을 기본 공식으로 새기자. 예를 들어 바벨을 내릴 때는 천천히, 올릴 때는 내리는 속도보다 조금 빠르게 들어 올리면 된다. 더 강한 자극을 원한다면 평소 운동 속도보다 두 배 이상 느리게 동작하라.

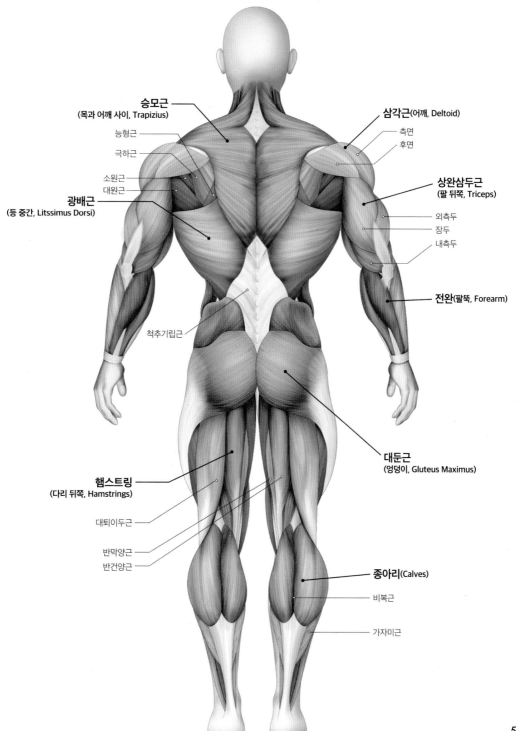

승모근
(목과 어깨 사이, Trapizius)

능형근

극하근

소원근

대원근

광배근
(등 중간, Litssimus Dorsi)

척추기립근

삼각근(어깨, Deltoid)

측면

후면

상완삼두근
(팔 뒤쪽, Triceps)

외측두

장두

내측두

전완(팔뚝, Forearm)

대둔근
(엉덩이, Gluteus Maximus)

햄스트링
(다리 뒤쪽, Hamstrings)

대퇴이두근

반막양근

반건양근

종아리(Calves)

비복근

가자미근

강한 남자의 필수 조건

어깨
Shoulder

넓고, 단단하고,
선명한 어깨가 최종 목표다

운동 좀 한다는 사람이라면 누구나 어깨 운동의 중요성을 알고 있지만 정작 제대로 운동하는 사람은 그리 많지 않다. 죽어라 하고 어깨 운동을 하는데 원하는 어깨의 모양이 만들어지고 있지 않거나, 거울을 볼 때마다 유독 커 보이는 머리 때문에 스트레스를 받거나, 축 처진 어깨 때문에 항상 의욕상실이나 소심한 인간으로 보인다면 지금이야말로 제대로 된 어깨 운동을 시작해야 할 때다.

골격은 타고나지만 근육은 타고 나는 게 아니다. 단, 운동으로 어깨 근육을 충분히 발달시킬 수 있다. 좁은 어깨를 넓어 보이게 만들 수도 있고, 큰 머리도 상대적으로 작아 보이게 만들어 신체의 밸런스를 맞출 수도 있다. 즉, 어깨 근육의 발달로 비루한 골격쯤은 감쪽같이 커버할 수 있다는 얘기다.

제대로 된 어깨 운동을 하기 위해서는 우선 자신이 만들고 싶은 근육의 모양을 머릿속에 그리고 있어야 한다. 모든 운동은 목표가 그 시작이 되기 때문이다. 강한 남자의 기운이 뿜어져 나오는 넓은 어깨를 소유하고 싶다면 어깨의 전면과 측면에 집중해야 한다. 단순히 넓은 걸 넘어 입체감이 느껴지는, 마치 호박을 얹은 듯한 단단한 형태의 어깨 모양을 원한다면 후면을 함께 키우는 것이 좋다.

부족한 부분을 커버하는 방법이야 제각각이겠지만 어깨 운동의 최종 목표는 넓고, 단단하고, 선명한 근육을 만드는 것이다. 묵직하고 커다란 호박 한 덩어리를 어깨에 떡하니 장착하고 있는 것과 같은 모습! 이성에게는 듬직하고 남성다운 매력을, 동성에게는 함부로 할 수 없는 강한 상대라는 인상을 주게 될 것이다.

고강도 실전 운동으로
목표치에 빠르게 도달한다

어깨 운동으로 소개한 동작들에는 맨몸 운동과 바벨이나 덤벨을 사용하는 프리 웨이트가 포함되어 있다. 같은 동작을 왜 굳이 바벨과 덤벨로 반복해서 소개하는지 궁금해하는 독자도 분명 있을 것이다. 결과적으로 말하자면 도구에 따라 무게, 균형 감각, 가동 범위 등 각각의 장점을 살려 자신의 몸을 디자인해야 한다.

바벨 운동은 소위 '무게를 많이 치는 것'이 유리하기 때문에 동작에 어깨 전체 근육이 사용된다. 어깨 사이즈와 힘을 키우고, 코코넛처럼 둥글둥글하게 모양을 잡고 싶다면 바벨이 적합하다. 나아가 특정 부위를 집중적으로 펌핑시키거나 근육을 섬세하게 조각하고 싶다면 상대적으로 낮은 중량, 고반복이 가능한 덤벨 운동이 더 효과적이다.

허나 무엇을 선택하든 지옥을 맛볼 만큼의 고강도 실전 운동임에 틀림없다. 부위 하나하나를 뽑아서 그 근육에 집중할 수 있도록 엄선한 열세 가지 운동. 이 운동을 통해 내가 발달시키고 싶은 부위를 집중적으로 단련하면 원하는 목표치에 좀 더 정확하고 빠르게 도달할 수 있다.

어깨의 구조부터
파악하라

어깨의 삼각근은 몸 앞쪽 쇄골부에서 시작되어 상완골의 바깥쪽, 견갑골의 일부분까지 이어지고 있다. 어깨의 둥그스름한 모양을 잡아주는 근육으로 이 근육의 수축에 의해 팔을 외전시키거나 전방, 후방으로 들어 올릴 수 있게 된다. 기초

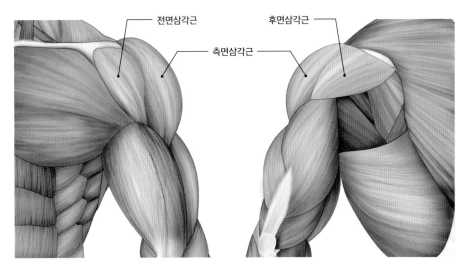

전면삼각근 · 후면삼각근 · 측면삼각근

어깨 근육도(앞)　　　　　　　　**어깨 근육도(뒤)**

적인 해부학적 지식은 부상을 예방하거나 정확한 동작을 실시하는 데 도움이 되기 때문에 어깨의 구조부터 파악하는 것이 중요하다.

전면삼각근

어깨 앞쪽에 있는 삼각근으로 측면, 후면삼각근과 함께 상완골에 연결되어 있는 근육이다. 전면삼각근은 '바벨 숄더 프레스'나 '덤벨 프론트 레이즈'와 같이 팔을 앞으로 들어 올리는 동작을 실시할 때 상완을 수축하는 역할을 한다.

측면삼각근

어깨의 너비와 모양을 결정짓는 매우 중요한 근육이다. 또한 삼각근의 분리도를 높여 어깨 근육을 선명하게 만들 수 있는 역할을 하기도 한다. 삼각근의 가장 중심부에 자리하고 있으며 전면삼각근과 마찬가지로 상완골에 연결되어 있다. '사이드 래터럴 레이즈'처럼 옆으로 들어 올리는 동작을 할 때 주로 작용하는 근육이다. 팔을 앞으로 들어 올릴 때도 전면삼각근과 함께 작용한다.

후면삼각근

몸 뒤쪽 견갑부에서 시작되어 상완골에 붙어있는 어깨 근육이다. 듬직한 뒷모습을 만들어주는 근육으로 제대로 훈련하지 않으면 발달되기 어려운 근육이기도 하다. '덤벨 벤트 오버 래터럴 레이즈'와 같은 운동에서 상완을 들어 올리는 역할을 한다.

부위별 목표에 따라
운동법을 선택한다

어깨 전체

무거운 중량을 소화할 수 있는 바벨 운동을 통해 어깨 근육의 전체적인 힘을 기르고 근육의 사이즈를 키운다.

추천 바벨 숄더 프레스(p.60), 바벨 비하인드 넥 프레스(p.62)

어깨 전면

어깨 전면을 발달시키면 상체가 밋밋해 보이지 않고 확장성은 더욱 부각된다. 섬세한 볼륨감이 살아있는 강한 남자의 어깨라인에 도전한다.

추천 덤벨 프론트 레이즈(p.74), 덤벨 업라이트 로우(p.72)

어깨 측면

저중량 고반복 운동이 가능한 덤벨 운동으로 전면과 측면의 분리도를 높여 선명하게 갈라지는 근육을 만들어본다. 팔과 어깨의 경계선을 선명하게 만들면서 측면삼각근이 불룩하게 튀어나와 어깨의 확장성까지 느낄 수 있도록 한다.

추천 덤벨 래터럴 레이즈(p.76), 덤벨 사이드 라잉 레이즈(p.78)

어깨 후면

마치 호박처럼 단단하고 선명하게 갈라진 성난 어깨 근육은 모든 남성이 원하는 근육이다. 어깨 후면을 숏아오르게 만들어 입체적이고 볼륨감 있는 어깨를 완성한다.

추천 벤트 오버 스키레이즈(p.82), 덤벨 벤트 오버 래터럴 레이즈(p.80)

핵심 포인트

1 골반에 깊이 안착해있는 고관절과 달리 어깨 관절은 가동성은 우수하지만 안정성이 떨어지는 신체 부위다. 상대적으로 부상의 위험성이 높기 때문에 치팅(반동)을 이용한 빠른 운동보다는 저항을 느끼며 양쪽 어깨의 밸런스를 유지한 채 동작을 반복하는 것이 매우 중요하다.

2 한 동작을 5회 반복하기 힘든 중량은 자신에게 버거운 무게다. 무거운 무게로 운동하게 되면 삼각근보다 승모근의 개입이 많아지므로 유의해야 한다.

3 자신의 근육 발달 상태에 맞춰 운동 목표를 설정하고, 필요한 부위를 집중 단련할 수 있는 동작부터 시행하는 것이 좋다. 예를 들어, 어깨의 전면삼각근보다 후면삼각근에 집중하고 싶다면 후면 운동을 먼저 실시하면 된다.

4 프레스 종류의 운동을 할 때는 팔이나 관절의 힘이 아닌 어깨 힘을 사용한다. 바벨이나 덤벨을 어깨부터 밀어낸다는 느낌이 들면 성공적이다.

인버티드 숄더 프레스

자신의 체중을 이용해 어깨를 단련한다. 양손의 간격이 좁아지면 삼두근의 개입이 늘어나지만 승모근과
삼각근의 경계는 더욱 더 선명해진다. 매끈한 어깨라인보다 남성성을 부각시킨 굴곡진 어깨라인을 완성
하는 최적의 동작이다.

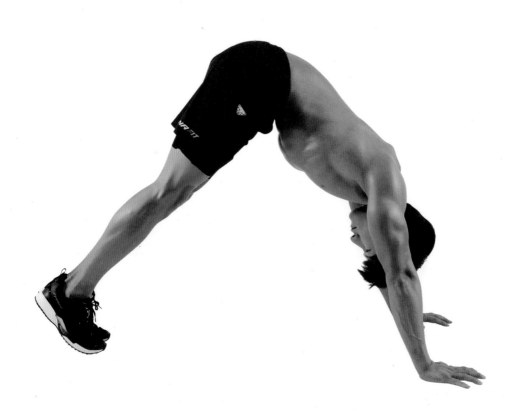

1 양손을 어깨너비로 바닥에 대고 양발의 뒤꿈치를 들어 엉덩이를 최대한 높이 올린다.

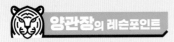

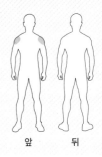

앞   뒤

벤치에 다리를 올리고 동작을 반복하면 근육의 저항성을 더 높일 수 있다. 숙달되면 다리의 각도를 점점 더 높여 마침내 물구나무 선 자세로 운동하는 신공을 펼칠 수 있게 된다.

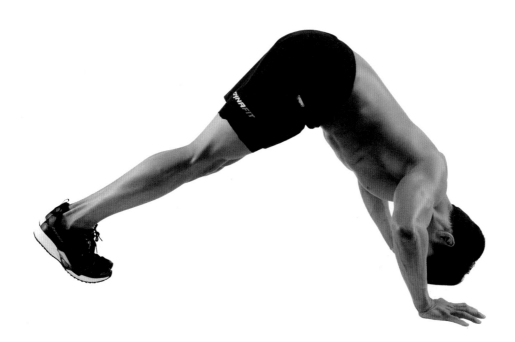

2 양 팔꿈치를 구부려 머리가 바닥에 닿기 직전까지 내려갔다가 올라오며 1번 동작으로 돌아온다. 1~2번 동작을 반복한다.

바벨 숄더 프레스

체육관에서 너도나도 하는 운동이다. 그만큼 가장 기본적이고 필수적인 어깨 운동이다. 어깨 모양과 크기를 전체적으로 발달시킬 수 있는데, 손 간격에 따라 자극 부위가 달라진다. 바를 어깨너비(내로우그립)로 잡고 동작을 반복하면 전면삼각근의 볼륨을 극대화할 수 있다.

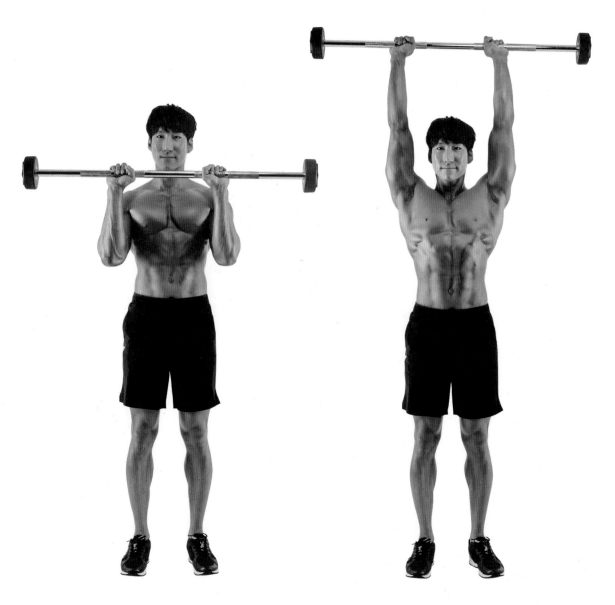

1 바로 서서 양발은 어깨너비로 벌리고 오버그립으로 바벨을 잡아 어깨 앞에 둔다. 이때 손목이 과도하게 꺾이지 않도록 주의한다.

2 팔꿈치가 밖으로 벌어지지 않게 버티며 바벨을 빠르게 들어 올렸다가 최고 높이에 이르면 천천히 내려 1번 동작으로 돌아온다. 1~2번 동작을 반복한다.

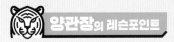

바벨을 들어 올릴 때 팔꿈치가 벌어지면 전면삼각근보다 삼두근의 개입이 커진다. 반드시 팔꿈치가 벌어지지 않도록 버텨야 한다는 것이 동작의 핵심이다. 바벨을 들어 올렸을 때 바가 머리 앞이나 뒤로 넘어가지 않도록 주의한다.

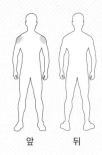

앞   뒤

응용 동작

어깨 전면의 볼륨감을 극대화하고 싶다면 하단 2가지 그립을 추가한다. 그립만 다를 뿐 모든 동작의 과정은 동일하다.

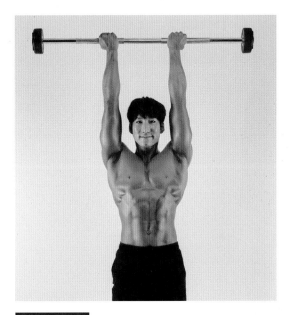

언더그립

전면삼각근의 안쪽 깊은 근육을 자극해 어깨 전체가 꺼진 곳이 없게 볼륨을 채워준다.

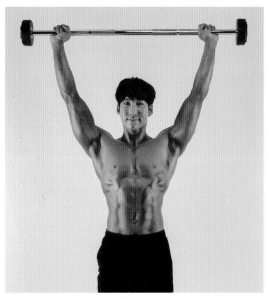

와이드그립

중량을 가장 많이 들수있는 동작이므로 전면삼각근 전체를 자극해 어깨를 크게 발달시켜준다.

바벨 비하인드 넥 프레스

오로지 어깨 전면의 힘을 사용해 전면삼각근의 힘을 폭발적으로 키울 수 있는 동작이다. 부상의 위험도가 높지만 어깨 근육을 단련시킬 수 있는 가장 핵심적인 동작이기 때문에 매력적이기도 하다.

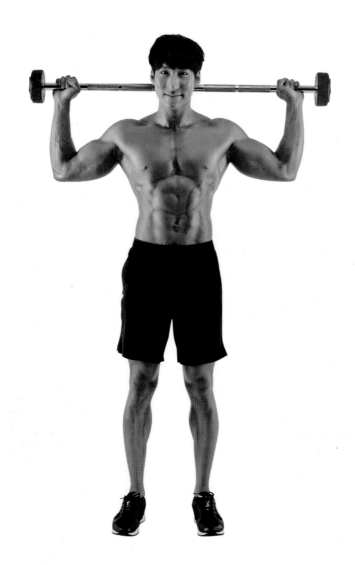

1 바로 서서 양발은 어깨너비로 벌리고 와이드그립으로 바벨을 잡아 머리 뒤로 넘긴다.
바의 높이는 귓불 정도가 적당하다.

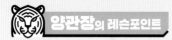

안전성이 떨어지는 어깨 관절은 고립 운동을 하게 되면 부상 위험과 염증을 유발할 위험이 높다. 고중량보다는 저중량을 들되 횟수를 높이는 것이 부상을 줄이고 운동 효과를 극대화시킬 수 있는 방법이다. 모든 동작은 풀로 할 때 완성도가 높지만 해당 동작은 바벨을 귓불 높이까지만 내려 동작이 진행되는 동안 어깨의 긴장을 늦추지 않게 하는 것이 포인트다.

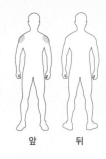

앞   뒤

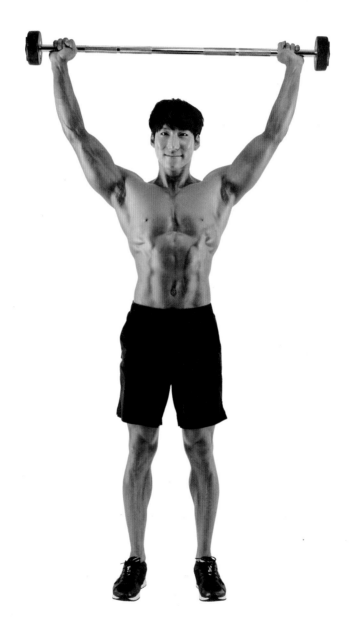

2 바벨을 빠르게 들어 올렸다가 최고 높이에 이르면 천천히 내려 1번 동작으로 돌아온다. 1~2번 동작을 반복한다.

바벨 프론트 레이즈

승모근을 개입시키지 않기 위해 보통 눈썹 높이까지 바벨을 들어 올리는 것이 기본이다. 하지만 해당 동작에서는 승모근 개입을 감수하고 머리를 넘어서는 높이까지 바벨을 들어 올려 근육의 자극도를 한층 높였다.

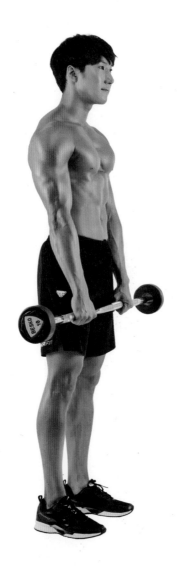

1 바로 서서 양발은 어깨너비로 벌리고 오버그립으로 바벨을 잡아 허벅지 앞에 둔다. 이때 팔꿈치는 살짝 구부린다. 허리와 등은 앞으로 살짝 숙여 전면삼각근의 자극을 쉽게 느낄 수 있게 한다.

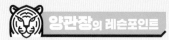

팔을 곧게 편 채 동작을 하면 어깨 근육이 아닌 관절을 사용하게 된다. 팔꿈치를 살짝 구부린 채 동작하며 어깨 전면 근육을 골고루 활용하자. 또는 언더그립으로 잡고 동작하면 어깨 전면만 집중적으로 자극해 볼록한 어깨를 만들 수 있다. 바벨을 내리는 과정에서 근육이 더 큰 자극을 받게 되니 천천히 동작하며 근육에 집중해보자.

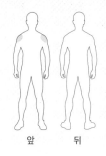

앞   뒤

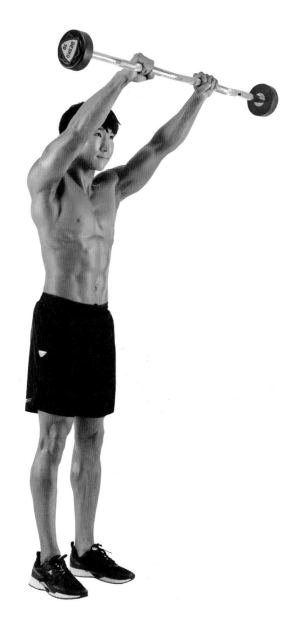

2 바벨을 머리 높이를 지나는 지점까지 빠르게 들어 올렸다가 천천히 내려 1번 자세로 돌아온다. 1~2번 동작을 반복한다.

바벨 업라이트 로우

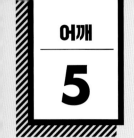

승모근과 삼각근 발달에 효과적인 동작이다. 만약 승모근보다 삼각근을 더 발달시키고 싶다면 상체를 앞으로 살짝 숙인 채 양손은 좁은 간격으로 바벨을 잡고 동작한다. 전면삼각근의 개입도가 높아져 어깨 전면의 볼륨감을 빵빵하게 채울 수 있다.

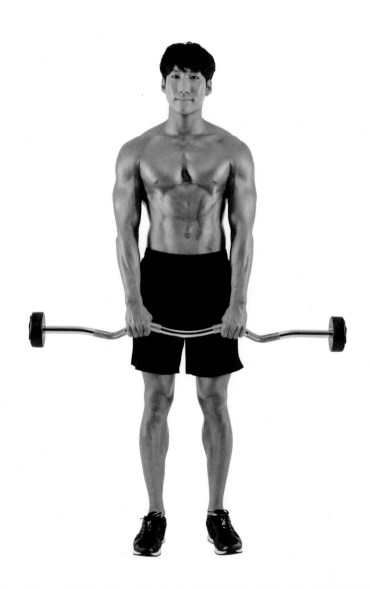

1 바로 서서 양발을 어깨너비로 벌리고 오버그립으로 바벨을 잡아 허벅지 앞에 둔다.
허리와 등은 앞으로 살짝 숙여 전면삼각근의 자극을 쉽게 느낄 수 있게 한다.

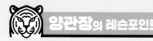

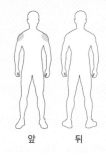

앞   뒤

승모근 발달에 특화된 이 동작은 바벨을 든 손을 몸에 밀착시키고 상체를 뒤로 젖히듯이 펴면서
바벨을 들었다가 내리기를 반복한다. 반대로 바벨을 든 손을 몸에서 떨어뜨린 뒤 상체를 숙인 자
세를 유지하며 동작을 반복하게 되면 승모근의 개입은 최소화할 수 있고, 대신 어깨 전면을 골고
루 발달시킬 수 있다.

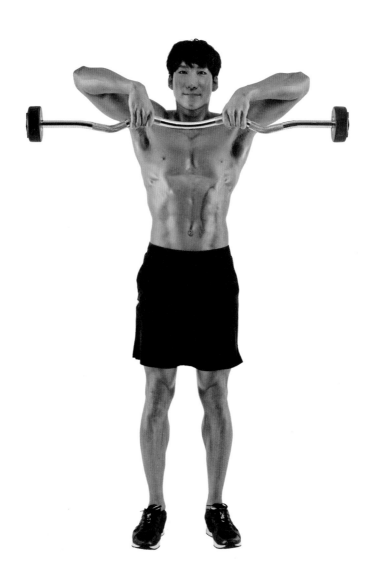

2 팔꿈치를 바깥쪽으로 벌리며 바벨을 가슴 상부까지 빠르게 들어 올렸다가 천천히 내
려 1번 자세로 돌아온다. 이때 팔꿈치 높이를 손보다 높게 유지하는 것이 포인트다.
1~2번 동작을 반복한다.

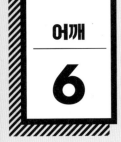

덤벨 숄더 프레스

뉴트럴그립으로 실시하는 덤벨 숄더 프레스는 한 달 만에도 동그랗고 볼록한 어깨를 만들 수 있는 절대적인 운동이다. 승모근과 측면삼각근의 개입을 최소화할 수 있기 때문에 코코넛처럼 크고 단단하고 볼록한 어깨를 만들 수 있다.

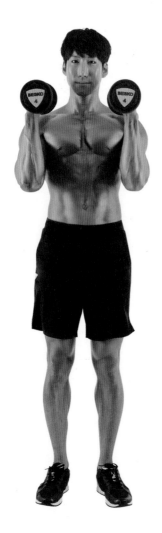

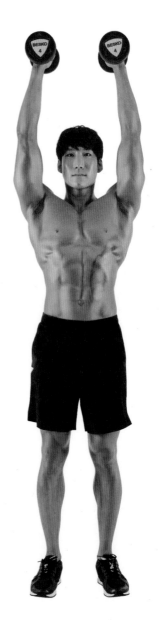

1 바로 서서 양발을 어깨너비로 벌리고 뉴트럴 그립으로 덤벨을 잡아 어깨 앞에 둔다.

2 어깨 힘을 이용해 덤벨을 머리 위로 들어 올렸다가 천천히 내려 1번 자세로 돌아온다. 1~2번 동작을 반복한다.

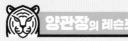

양관장의 레슨포인트

뉴트럴그립과 언더그립으로 동작할 시 전면삼각근에 훨씬 큰 볼륨감을 줄 수 있다. 무게를 죽어라 쳐도, 어깨 운동을 아무리 해도 어깨의 볼륨감이 살아나지 않는다면 양관장을 믿고 꼭! 뉴트럴그립으로 동작해본다.

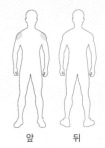

앞   뒤

응용 동작

어깨 전면의 볼륨감을 극대화하고 싶다면 하단 2가지 그립을 추가한다. 그립만 다를 뿐 모든 동작의 과정은 동일하다.

언더그립

전면삼각근의 안쪽 깊은 근육을 자극해 어깨 전체가 꺼진 곳이 없게 볼륨을 채워준다.

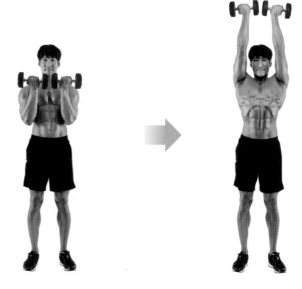

오버그립

전면삼각근 전체를 자극해 어깨 앞면을 골고루 발달시켜준다.

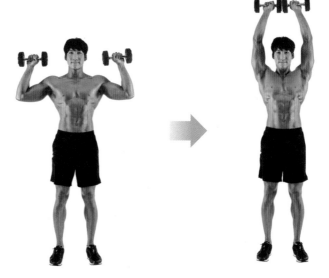

덤벨 아놀드 프레스

전면삼각근의 힘으로 손목을 안쪽으로 회전시키고 그대로 들어 올려 전면과 측면삼각근의 분리도를 높여 섬세한 근육을 완성한다.

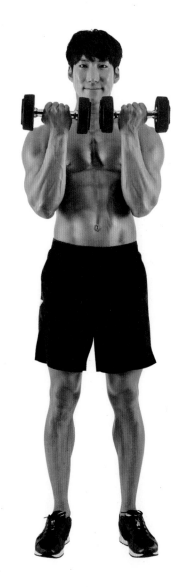

1 바로 서서 양발을 어깨너비로 벌리고 언더그립으로 덤벨을 잡아 어깨 앞에 둔다.

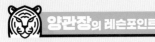
팔을 들어 올렸을 때 덤벨 간격이 멀수록 어깨에 오는 자극이 적어지므로 덤벨 간격은 1cm 정도가 적당하며, 팔이 바닥과 일직선이 되도록 자세에 집중한다. 팔 높이가 최고점에 이르렀을 때 팔꿈치를 완전히 펴지 않는 것이 가장 큰 포인트다. 팔꿈치를 펴버리면 근육의 긴장이 풀어지기 때문이다.

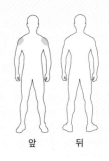

앞   뒤

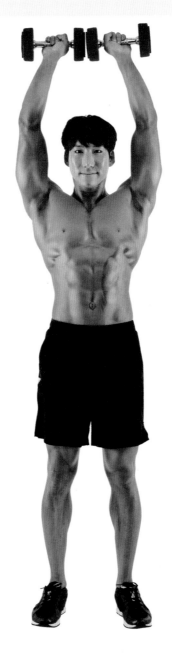

2 손목을 안쪽으로 회전시키며 머리 위로 빠르게 들어 올렸다가 천천히 내려 1번 자세로 돌아온다. 1~2번 동작을 반복한다.

덤벨 업라이트 로우

삼각근과 승모근 발달에 효과적인 동작이지만 승모근보다 삼각근을 더 발달시키고 싶다면 상체를 약간
숙인 상태로 동작을 반복하면 된다. 바벨을 이용한 동작보다 덤벨을 이용하는 것이 손목 관절의 부담을
줄일 수 있고, 양팔의 밸런스도 높일 수 있다.

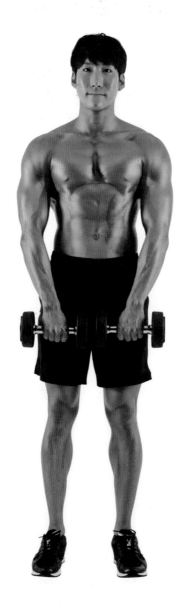

1 바로 서서 양발을 어깨너비로 벌리고 오버그립으로 덤벨을 잡아 허벅지 앞에 둔다.
허리와 등은 앞으로 살짝 숙여 전면삼각근의 자극을 쉽게 느낄 수 있게 한다.

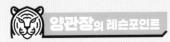

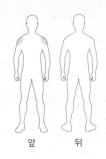

앞　뒤

덤벨을 활용하는 동작은 바벨을 쓸 때보다 손목이나 팔꿈치의 각도를 자유롭게 움직일 수 있어서 관절에 부담이 가는 것을 방지할 수 있다. 어깨가 유독 뻣뻣하다면 바벨 대신 덤벨을 들고 이 동작을 하길 추천한다.

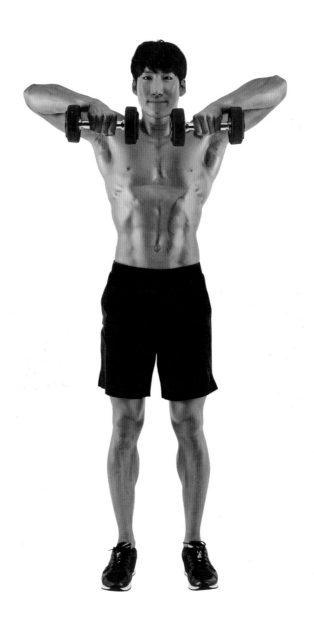

2 팔꿈치를 바깥쪽으로 벌리며 덤벨을 가슴 상부까지 빠르게 들어 올렸다가 천천히 내려 1번 자세로 돌아온다. 이때 팔꿈치 높이를 손보다 높게 유지하는 것이 포인트다. 1~2번 동작을 반복한다.

덤벨 프론트 레이즈

뉴트럴그립으로 덤벨을 잡고 동작을 반복하면 전면삼각근의 볼륨감이 증가한다. 이때 엄지를 바깥쪽으로 15도 정도 틀어서 덤벨을 들어 올리면 전면삼각근의 완전한 고립이 이루어져 집중적으로 관리할 수 있다.

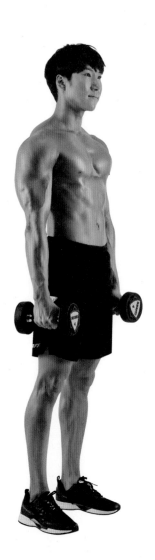

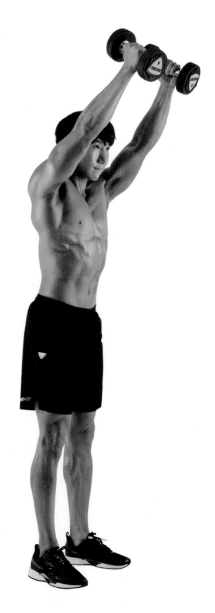

1 허리와 등은 곧게 펴고 서서 양발을 어깨너비보다 좀 더 넓게 벌리고 뉴트럴그립으로 덤벨을 잡아 허벅지 옆에 둔다.

2 팔꿈치를 살짝만 구부린 상태로 덤벨을 빠르게 들어 올렸다가 천천히 내려 1번 자세로 돌아온다. 1~2번 동작을 반복한다.

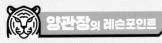
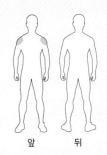
양관장의 레슨포인트

팔을 곧게 편 채 동작을 하면 어깨 근육이 아닌 관절을 사용하게 되므로 팔꿈치는 바깥쪽이 아닌 바닥을 향하도록 살짝 구부려 어깨 전면 근육의 자극을 극대화시킨다.

응용 동작

어깨 전면의 볼륨감을 극대화하고 싶다면 하단 2가지 그립을 추가한다. 그립만 다를 뿐 모든 동작의 과정은 동일하다.

언더그립

전면삼각근의 안쪽 깊은 근육을 자극해 어깨 전체가 꺼진 곳이 없게 볼륨을 채워준다.

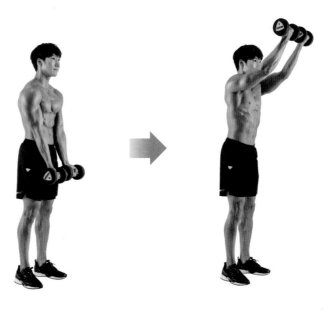

오버그립

전면삼각근 전체를 자극해 어깨 앞면을 골고루 발달시켜준다.

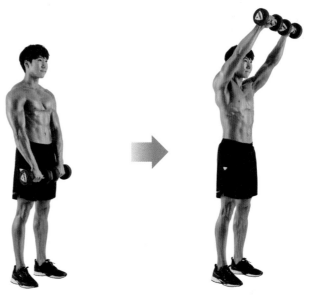

덤벨 래터럴 레이즈

완성 동작에서 손목이나 팔의 방향에 따라 사용되는 근육이 조금씩 달라지는데, 그래서 더 정교하게 어깨 라인을 디자인할 수 있게 된다. 삼각근의 볼륨감을 빵빵하게 채울 수 있고, 어깨 측면 근육의 분리도를 높여 몸의 라인이 입체적이며 선명하게 바뀐다.

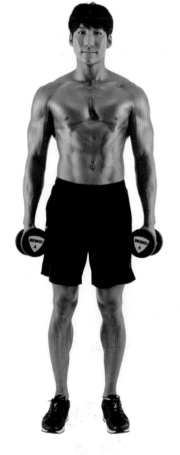

1 바로 서서 양발을 어깨너비로 벌리고 뉴트럴 그립으로 덤벨을 잡아 허벅지 옆에 둔다. 이 때 팔이 몸에 딱 붙지 않게 간격을 두고 긴장 감을 유지한다.

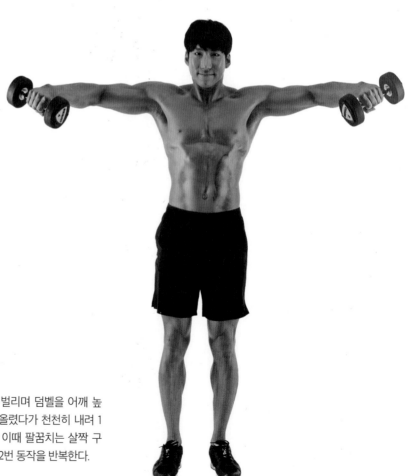

2 양팔을 좌우로 넓게 벌리며 덤벨을 어깨 높 이까지 빠르게 들어 올렸다가 천천히 내려 1 번 자세로 돌아온다. 이때 팔꿈치는 살짝 구 부린 채 동작한다. 1~2번 동작을 반복한다.

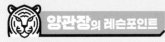

양관장의 레슨포인트

덤벨을 들어 올리는 것이 아니라 팔꿈치를 들어 올린다는 생각으로 동작을 진행한다. 완성 동작
에서는 덤벨이 팔꿈치보다 항상 아래쪽에 위치해야 측면삼각근을 최대한 동원할 수 있음을 명심
하자. 덤벨을 너무 높이 들어 올리면 승모근이 개입되므로 주의한다.

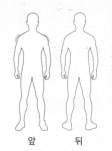

앞   뒤

응용 동작

완성 동작에서 팔의 높이나 손목의 방향을 달리하면 어깨 근육이 골고루 자극되어 선명하고 입체적인 근육을 완성할 수 있다.

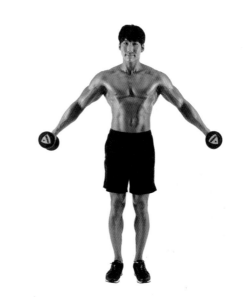

좌우 45도 높이로 들어 올리기

어깨 측면, 상완근의 경계선을 선명하게 분리
시키는 방법이다. 1번 자세에서 팔을 곧게 펴
손등을 말아 양옆으로 45도 높이까지만 들어
올린다. 이 동작을 반복한다.

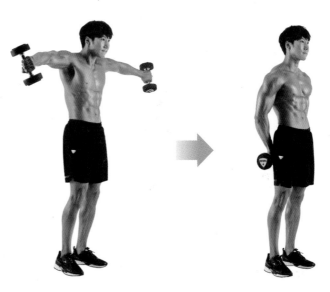

손등이 정면을 바라보기

어깨 측면과 후면 경계 부분에 볼륨
감을 더하는 방법이다. 양팔을 어깨
높이까지 들어 올리면서 동시에 손
목을 안쪽으로 비틀어 손등이 정면
을 향하도록 한다. 팔을 내릴 때는 엉
덩이 뒤쪽으로 내려야 한다. 이 동작
을 반복한다.

덤벨 사이드 라잉 레이즈

무게 중심을 한 쪽으로 치우친 자세로 덤벨을 들어 올리는 동작으로 측면삼각근을 강하게 수축시키는 데 최적이다. 적당한 무게로 고반복이 가능해 섬세한 근육 디자인이 가능하며, 고립 운동이라 집중도도 훨씬 높다.

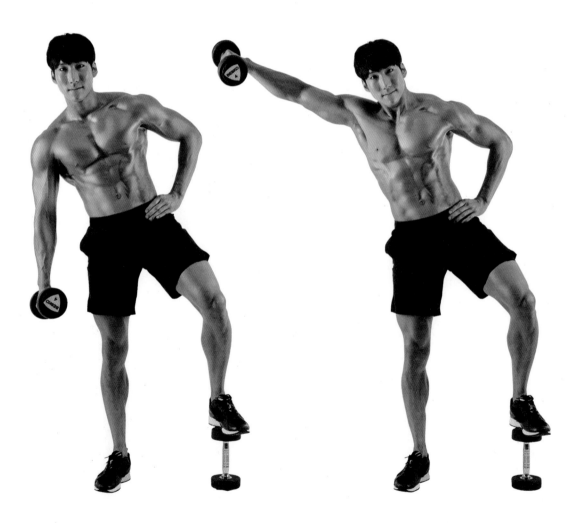

1 바로 서서 한 발을 지지대 위에 얹고 반대쪽 발에 무게 중심을 싣는다. 한 손에만 뉴트럴 그립으로 덤벨을 잡아 허벅지 옆에 둔다.

2 무게 중심을 유지하면서 덤벨을 어깨 높이까지 빠르게 들어 올렸다가 천천히 내려 1번 자세로 돌아온다. 1~2번 동작을 반복한다.

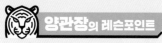
근육의 긴장을 위해 팔을 내릴 때는 몸에 밀착시키지 않는다. 팔꿈치를 살짝 구부린 상태에서 올리는 게 기본 동작이지만 팔을 완전히 편 상태에서 들어 올리면 새로운 자극을 느낄 수 있다. 어깨와 승모근의 분리도가 좋아지고 골이 생겨 어깨 위쪽의 볼륨감이 훨씬 좋아진다. 관절에 무리가 올 수 있으므로 가벼운 무게로 고반복하는 게 도움이 된다.

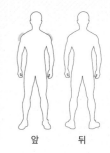

앞   뒤

응용 동작

어깨의 볼륨감을 극대화하고 싶다면 하단 2가지 그립을 추가한다. 그립만 다를 뿐 모든 동작의 과정은 동일하다.

언더그립

어깨 윗면에서 전면 근육을 자극한다.

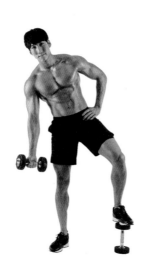
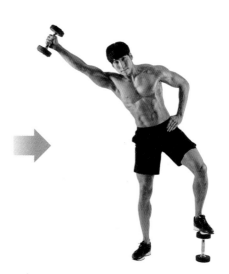

오버그립

어깨 윗면에서 측면 근육을 자극한다.

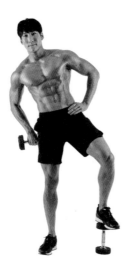
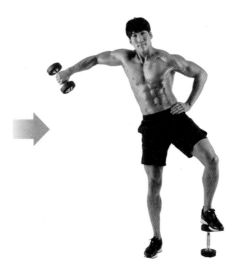

덤벨 벤트 오버 래터럴 레이즈

후면삼각근 발달에 매우 효과적인 운동이다. 하지만 상체를 바닥과 수평에 가깝게 숙인 후 견갑골을 모으면 승모근과 능형근의 개입이 많아져 정확하게 후면삼각근을 자극하기 어려울 수도 있다. 최대한 다른 근육을 개입시키지 않고 후면삼각근에 집중하는 것이 이 운동의 포인트다.

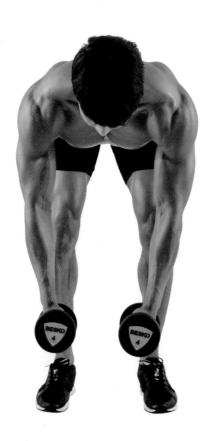

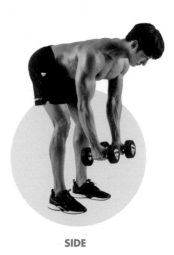

SIDE

1 바로 서서 양발을 어깨너비로 벌리고 상체를 숙인다. 팔꿈치를 살짝 구부린 채 뉴트럴그립으로 덤벨을 잡고 정강이 앞에 둔다. 양쪽 무릎은 살짝 구부려 단단하게 중심을 잡는다.

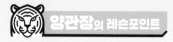

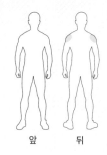

앞   뒤

이 동작은 자세만으로도 허리에 부담을 줄 수 있어 초보자들에게 어려울 수 있다. 그래서 코어와 전체적인 밸런스를 잘 맞춰야 하며 후면삼각근에 집중해야 한다.

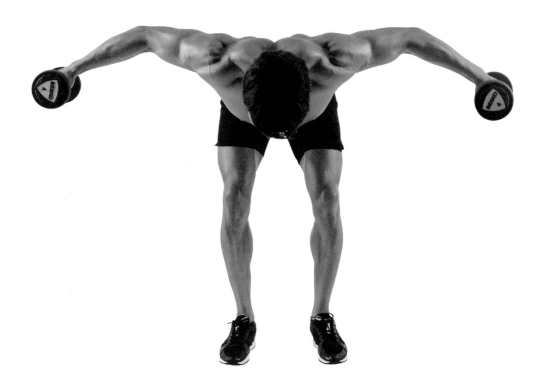

2 양팔을 좌우로 넓게 벌려 덤벨을 어깨 높이까지 빠르게 들어 올렸다가 천천히 내려 1번 자세로 돌아온다. 동작 내내 허리는 평평하게 펴고 팔꿈치는 살짝 구부린 상태 를 유지해야 한다. 1~2번 동작을 반복한다.

벤트 오버 스키 레이즈

후면삼각근에 매우 효과적임에도 불구하고 스스로 컨트롤하기 어려워하는 사람이 많다. 어깨 후면보다 등 근육이 훨씬 더 개입되기 때문이다. 그래서 고안해낸 동작이다. 불안정한 어깨 관절을 사용하는 데도 제약이 없고, 후면삼각근에 온전히 집중할 수 있다.

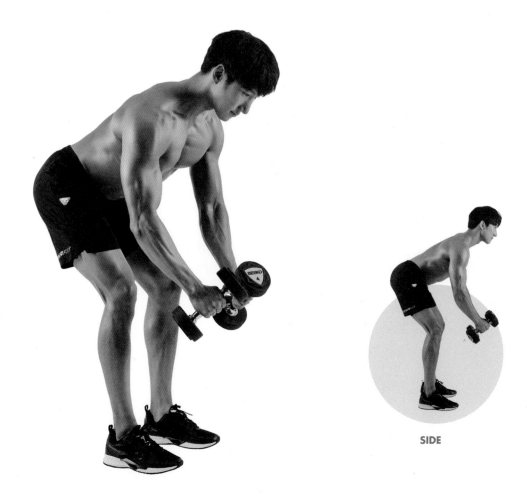

SIDE

1 바로 서서 양발을 어깨너비로 벌리고 상체를 45도 정도만 숙인다. 팔꿈치를 살짝 구부린 채 뉴트럴그립으로 덤벨을 잡고 무릎 앞에 둔다. 양쪽 무릎은 살짝 구부려 단단하게 중심을 잡는다.

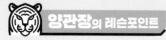

등 운동인 벤트 오버 리버스 플라이는 덤벨 벤트 오버 래터럴 레이즈와 같은 동작이어서 초보자들이 어깨 후면보다 등 근육을 사용하게 된다. 그래서 몸의 각도를 좀 더 세운 상태에서 팔꿈치를 뒤로 빼서 초보자들이 어깨에 정확한 자극을 느낄 수 있도록 덤벨 벤트 오버 래터럴 레이즈를 변형시킨 벤트 오버 스키 레이즈 동작을 만들었다.

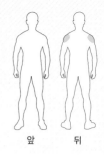

앞   뒤

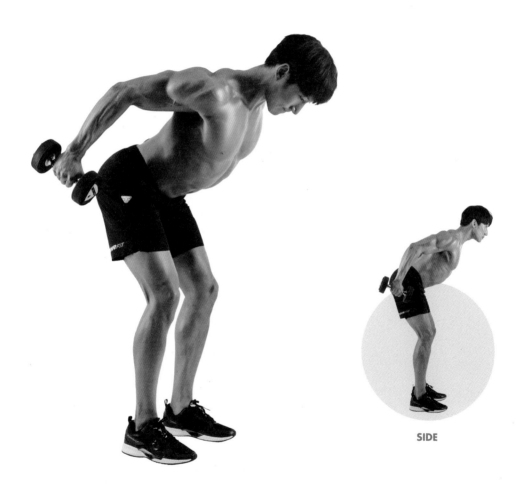

SIDE

2 스키 타는 동작을 떠올리며 양팔을 뒤로 빠르게 밀어냈다가 천천히 내려 1번 자세로 돌아온다. 동작 내내 허리는 평평하게 펴고 팔꿈치는 살짝 구부린 상태를 유지해야 한다. 1~2번 동작을 반복한다.

갑옷을 장착한 듯 강인한 매력

가슴

Chest

볼륨, 탄력, 각을 살린
완벽한 가슴에 도전한다

누구나 갖고 싶어하는 남자의 넓은 가슴은 그저 무턱대고 크기만 한 가슴을 의미하는 것이 아니다. 넓다는 의미 안에는 적당한 볼륨, 단단함이 느껴지는 탄력, 선명함을 부각시키는 날렵한 각까지 포함되어 있어야 한다. 다시 말하자면 볼륨, 탄력, 각은 남자의 가슴을 가장 이상적으로 만들어주는 필수 조건인 셈이다.

우리 몸의 대근육 중 하나인 가슴의 대흉근은 하나의 덩어리로 인식되기 쉽지만 세부적으로는 상부, 중앙, 하부로 분류된다. 동작에 따라 가슴의 상부, 중앙, 하부 이렇게 세 개의 부위를 집중적으로 단련할 수 있다. 이 세 부위를 확장하고 모으고 조각하는 과정에서 볼륨감이 더해지고, 탄력이 증가하고, 각이 살아나게 되는 것이다.

가슴 근육은 일상에서 노골적으로 드러내지 않는 근육이지만 타이트한 셔츠를 입었을 때 가장 시선이 가는 신체 부위임에는 틀림없다. 밋밋한 가슴라인보다는 볼륨과 탄력, 날카로운 각이 살아 있는 가슴이 옷의 핏을 훨씬 더 좋게 만들어 준다. 한마디로 가슴은 상체의 틀을 잡아주는 가장 중요한 포인트다.

원하는 가슴 모양을
디자인할 수 있는 동작들을 모았다

남자라면 무조건 크고 두툼한 가슴을 원할 것 같지만 사실 모두가 그런 것은 아니다. 바디 디자인에도 개인의 취향이 있기 때문이다. 정말 무식하게 크기만 커질 뿐 볼품없는 모양이 될 수도 있다.

운동을 하려면 일단 자신이 원하는 가슴 모양을 디자인해보고 그에 맞는 운동을 선택해야 한다. 다양한 각도에서 원하는 가슴 모양을 디자인할 수 있는 운동을 해야만 윗가슴부터 빵빵하게 채워진 볼륨감 있는 가슴도 만들 수 있고, 납작해도 가슴 하부의 각이 날카롭게 살아 있게 할 수도 있다.

이 책에 소개되는 열다섯 가지 가슴 운동은 대흉근의 크기를 증가시키는 운동, 각도에 따라 가슴의 상중하를 집중적으로 단련할 수 있는 운동, 섬세하게 모양을 다질 수 있는 운동 등이 다양하게 포함되어 있다. 벤치 프레스 동작만 하더라도 기본적인 벤치 프레스에 인클라인과 디클라인 동작을 함께 소개하고 있기 때문에 가슴의 상중하를 고르게 발달시키는 것이 가능하다.

지나친 볼륨감이 싫고 납작하지만 가슴의 하부가 선명하게 도드라지는 가슴을 만들고 싶으면 딥이나 디클라인 동작에 좀 더 집중하고, 인클라인이나 플랫한 동작은 절제하도록 한다. 가슴의 크기를 키우는 데 집중하고 싶다면 플랫한 동작으로 고중량의 운동을 집중적으로 실시하면 된다. 윗가슴부터 탄탄하게 채우고 싶거나 선명한 가슴 라인을 완성하고 싶다면 인클라인 동작을 저중량으로 고반복하는 것도 효과적이다. 이렇게 다양한 동작을 응용해 자신이 원하는 체형을 만들고 부족한 부분을 보강하면 누구나 원하는 가슴 모양을 만들 수 있다.

가슴의 구조부터
파악하라

대흉근이라고 불리는 가슴 근육은 쇄골, 흉골, 늑골에서 시작되어 상완골에 걸쳐져 가슴 부위를 광범위하게 덮고 있는 커다란 부채꼴 모양의 근육이다. 가슴골이라고 불리는 흉골을 기준으로 대칭을 이루고 있으며 우리 몸에서 허벅지, 등 근육 다음으로 큰 근육이다. 하나의 큰 근육이지만 상부, 중앙, 하부로 분류되어 운

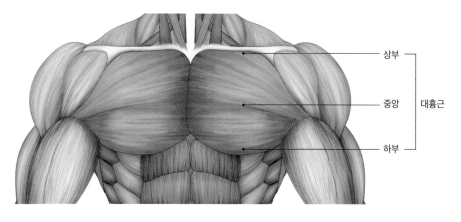

가슴 근육도(앞)

동 방법에 따라 작용 부위가 달라진다.

대흉근 상부

쇄골두라고도 불리는 대흉근의 상부는 쇄골의 안쪽부터 약 1/2지점까지 연결되어 있다. 상완골을 몸 쪽으로 회전하는 역할을 하고 팔을 앞쪽으로 들어 올리거나 벤치 프레스처럼 미는 힘을 낼 때 사용되는 근육이다. 대흉근의 상부를 단련하면 가슴 근육이 확장되고 볼륨감이 더욱 좋아지게 된다.

대흉근 중앙

흉골에서 시작되어 상완골로 이어지며 대흉근의 가장 중심부에 자리하고 있다. 흉골과 연결 되어 있어 가슴의 안쪽을 단련하면 가슴이 넓게 퍼지지 않고 탄탄하게 모아지게 되어 가슴의 분리도가 높아진다. 흉골에서부터 팔을 이어주기 때문에 근육의 길이가 짧아지면 상완골이 흉골 쪽으로 가까워지면서 어깨가 앞쪽으로 말릴 수 있다. 그렇기 때문에 근육의 길이가 줄어들지 않도록 평상시 스트레칭을 해주는 것도 매우 중요하다.

대흉근 하부

늑골에서부터 연결되어 상완골까지 이어진다. 복부와 연결되기 때문에 대흉근 하부 근육을 키우면 복부와 경계가 선명해져 날렵한 가슴을 만들 수 있다.

부위별 목표에 따라
운동법을 선택한다

가슴 전체

볼륨 있는 가슴을 만들기 위해서는 무거운 중량을 소화할 수 있는 바벨 운동을 통해 근육의 전체적인 사이즈를 키우는 것이 효과적이다.

추천 ▶ 바벨 벤치 프레스(p.102)

가슴 상부

윗가슴부터 빵빵하게 차오르는 완벽한 볼륨감을 가진 가슴을 목표로 삼는다. 무거운 중량을 소화해 크기를 확장시킬 수 있는 바벨 운동과 고반복이 가능한 덤벨 운동을 통해 솟아오르듯 차오른 가슴 상부를 완성하게 될 것이다.

추천 ▶ 바벨 인클라인 벤치 프레스(p.104), 덤벨 인클라인 벤치 프레스(p.110)

가슴 중앙(안쪽)

가슴 안쪽을 발달시켜 선명하고 뚜렷하게 갈라지는 가슴을 만들어본다. 흉골에서부터 이어지는 대흉근 중앙 부위를 단련하면 가슴 안쪽의 볼륨이 살아나면서 뚜렷한 가슴 라인을 완성할 수 있다. 팔을 안쪽으로 모으는 동작을 반복하면 흉골을 기준으로 선명하게 갈라지는 입체적인 가슴을 만들 수 있다.

추천 ▶ 덤벨 플라이(p.114)

가슴 하부

가슴 하부를 발달시키기 어려워하는 사람이 많다. 하지만 복부와 뚜렷한 경계를 이루는 가슴은 밋밋한 가슴과 비교해 시각적 차이가 매우 크다. 볼륨감이 훨씬 더 살아나 보이고 근육의 선명도가 더욱 좋아 보이는 만큼 반드시 공략하도록 한다.

추천 바벨 디클라인 벤치 프레스(p.106), 덤벨 디클라인 벤치 프레스(p.112)

가슴 바깥쪽

벤치 프레스의 그립 방법만 바꿔도 가슴의 바깥쪽이 자극 받으면서 우람하게 벌어진 넓고 큰 가슴이 될 수 있다.

추천 바벨 벤치 프레스(와이드그립)(p.102), 바벨 인클라인 벤치 프레스(와이드그립) (p.104), 바벨 디클라인 벤치 프레스(와이드그립)(p.106)

핵심 포인트

1 평소 스마트폰이나 컴퓨터를 많이 사용하면서 가슴 스트레칭을 제대로 하지 않으면 대흉근의 길이가 짧아져 어깨가 앞으로 말릴 수 있다. 아무리 가슴 운동으로 근육을 키워도 바르지 않은 자세가 지속되면 좋은 몸매가 될 수 없다.

2 운동 전 충분한 스트레칭이 이루어지지 않으면 정상적인 가동 범위가 확보되지 않아 가슴 운동에 집중되지 않고 어깨 전면이나 삼두근 운동이 될 우려가 있으니 충분한 스트레칭을 해주는 것이 좋다.

3 가슴 운동에서 팔꿈치나 어깨의 역할은 매우 중요하다. 팔꿈치나 어깨가 등 뒤로 과도하게 젖혀지면 어깨 주변 근육의 부상 위험이 커질 수 있으니 주의한다.

4 자신의 근육 발달 상태에 맞춰 운동 목표를 설정하고 필요한 부위를 집중 단련할 수 있는 운동부터 시행하는 것이 좋다. 예를 들어 가슴 하부의 선명도를 높이고 싶다면 운동 순서에 얽매이지 말고 가슴 하부의 운동을 먼저 시행해도 좋다.

5 플라이 종류의 운동은 자신이 확실하게 제어할 수 있는 중량으로 실시해야 한다. 프레스 종류의 운동보다 집중하기 어려우므로 동작 중 근육의 느낌에 집중하기 위해 중량 욕심을 내려놓는 것이 필요하다.

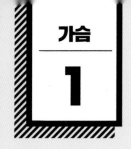

1

푸시업

가슴 발달에 가장 기본적이면서도 효과적이다. 팔을 넓게 벌릴수록 대흉근의 외측 부위가 단련되고, 팔을 좁게 벌릴수록 가슴 안쪽 부위가 단련된다. 만약 처진 옆 가슴 라인을 올려주고 싶다면 팔을 넓게 벌려 운동하고, 탄탄한 가슴골을 만들고 싶다면 조금 더 좁게 바닥을 짚으면 된다.

1 양손을 어깨너비보다 넓게 벌려 바닥을 짚고 엎드린다. 이때 팔꿈치와 무릎은 곧게 펴 자세를 유지한다.

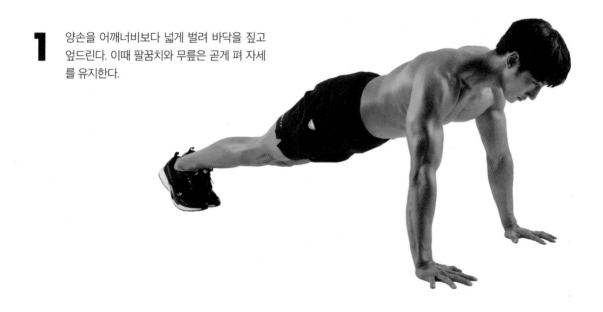

2 양 팔꿈치를 구부려 머리가 바닥에 닿기 직전까지 천천히 내려갔다가 올라오기를 반복한다.

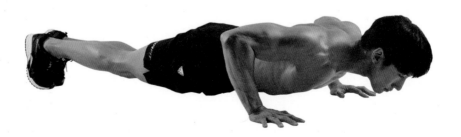

90

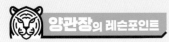

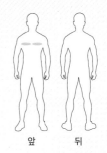

앞   뒤

어깨라인에 맞춰 바닥을 짚으면 가슴 위쪽과 어깨 전면에 집중할 수 있고, 팔을 가슴 옆에 두고 푸시업을 하면 가슴이 더 자극된다. 또 팔을 바깥쪽으로 하면 가슴 바깥쪽에 좀 더 효과적이고, 팔을 안쪽으로 하면 가슴 안쪽과 삼두의 개입이 좀 더 심해진다. 동작하는 동안 머리부터 발까지 일직선이 되도록 유지하는 것도 중요하다.

응용 동작

해당 동작이 어렵다면 무릎을 바닥에 대고 하자. 그래도 못하겠다면 몸 전체를 바닥에 대고 발로 차서 반동을 이용해 올라온다. 힘이 분산되어 초보자들도 쉽게 따라할 수 있다. 충분히 동작을 익힌 뒤 기본 동작으로 돌아가면 된다.

무릎 꿇고 푸시업

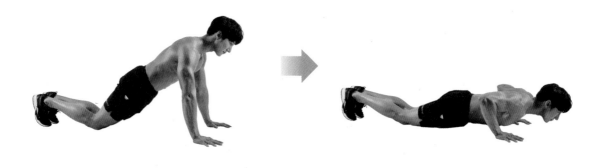

플로어 푸시업

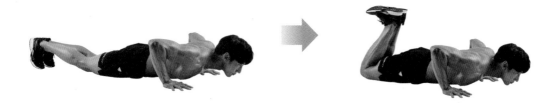

인클라인 푸시업

기본 푸시업에서 상체를 좀 더 높은 곳에 위치시켜 운동하는 방법이다. 가슴의 하부를 자극하는 운동으로 처진 가슴 라인을 잡아주고, 복부에서부터 가슴으로 이어지는 밋밋한 라인을 선명하게 해 우람한 가슴 라인을 만들어준다.

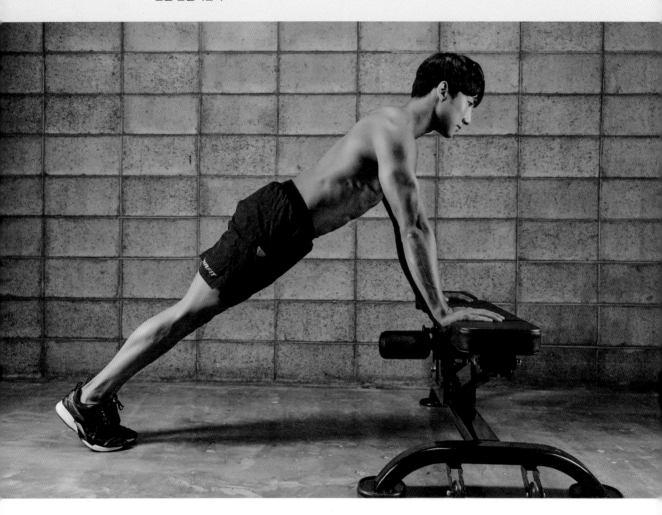

1 양손을 어깨너비보다 넓게 벌려 벤치나 의자를 짚는다. 이때 팔꿈치와 무릎은 곧게 펴 자세를 유지한다.

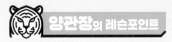

양관장의 레슨포인트

머리부터 발끝까지 일직선이 되도록 한다. 바닥과 몸의 각도는 45도가 가장 적당하다. 힘들다면 벤치나 의자의 높이가 좀 더 높은 것을 선택하도록. 높이가 높을수록 쉬워진다. 여기서 팁 하나 더! 가슴 밑 라인을 좀 더 효과적으로 만들고 싶다면 언더그립이 좋다.

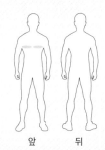

앞　　뒤

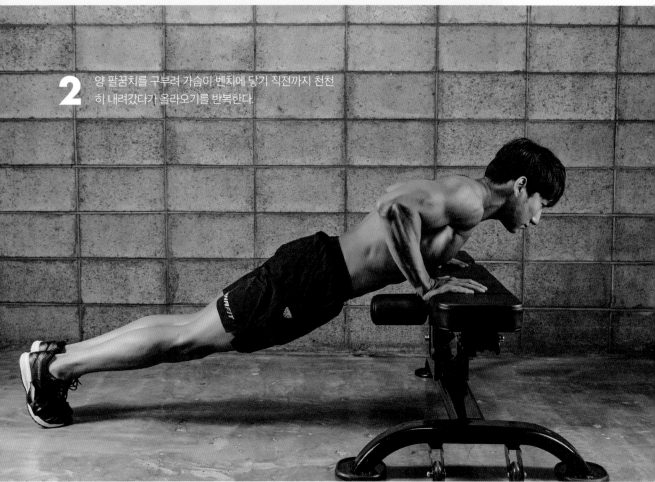

2 양 팔꿈치를 구부려 가슴이 벤치에 닿기 직전까지 천천 히 내려갔다가 올라오기를 반복한다.

응용 동작

그립만 언더그립으로 하고 나머지 모든 동작의 과정은 동일하다.

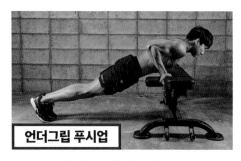

언더그립 푸시업

가슴 밑 라인을 좀 더 세심하게 만들고 싶다면 언더 그립으로 잡고 운동한다.

가슴 3

디클라인 푸시업

인클라인과 반대로 양손보다 높은 곳에 양발을 올려 놓고 하는 푸시업을 말한다. 양발이 높이 올라갈수록 어깨와 가슴 상부에 강한 압박이 전해진다. 밋밋한 윗 가슴이 고민일 때, 좀 더 큰 가슴 라인을 원할 때 꾸준히 실시하면 효과적이다.

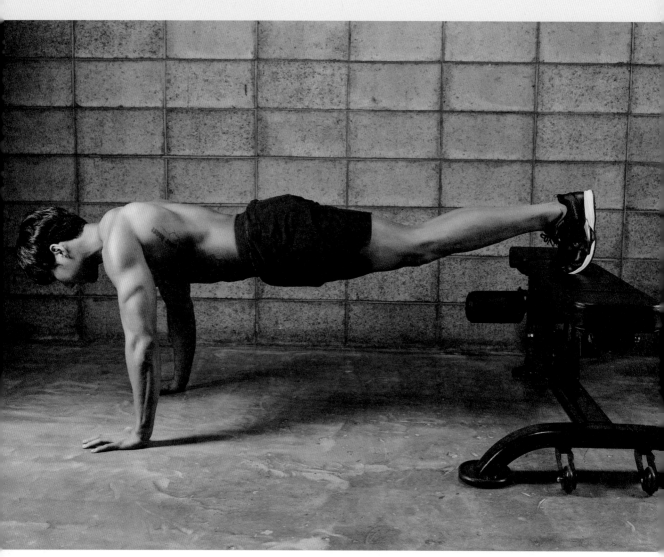

1 양손은 어깨너비보다 넓게 벌려 바닥을 짚고 다리를 벤치에 올려 곧게 편다. 이때 팔꿈치와 무릎은 곧게 펴고 몸이 일직선이 되도록 유지한다.

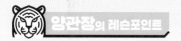

양관장의 레슨포인트

낮은 벤치에서 시작해 점차 팔 위치, 팔꿈치 각도를 달리하면 운동 효과도 함께 증가한다.

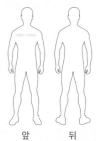

앞   뒤

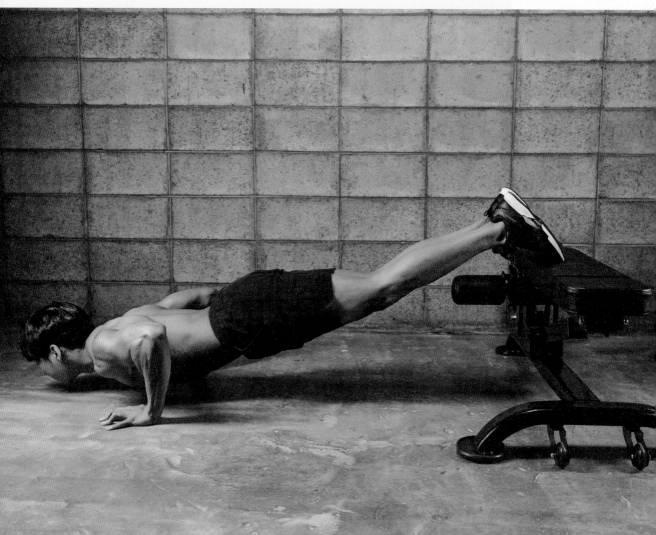

2 양 팔꿈치를 구부려 머리가 바닥에 닿기 직전까지 천천히 내려갔다가 올라오기를 반복한다.

플라이오메트릭 푸시업

기본적인 푸시업 자세에서 강하게 몸을 밀어 올려 박수를 치고 내려와 반복하는 운동법으로 순발력을 요하는 동작이다. 짧은 순간 폭발적인 힘을 사용하기 때문에 상체 근육의 피로도를 증가시켜 가슴 근육을 확장하고 탄력을 높이는 것은 물론, 상체 근육의 전반적인 기능을 향상하는 데 매우 효과적이다.

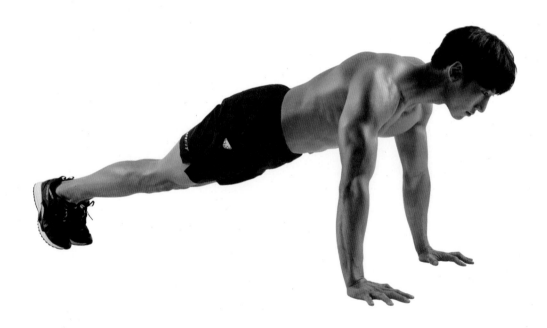

1 양손을 어깨너비보다 넓게 벌려 바닥에 짚고 엎드린다. 이때 팔꿈치와 무릎은 곧게 펴고 발뒤꿈치를 바닥에서 뗀다.

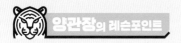
양관장의 레슨포인트

난이도를 높이고 싶다면 상체가 공중에 떠 있는 찰나에 박수 치는 횟수를 늘려가도 좋다.

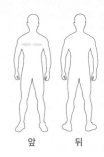
앞　　뒤

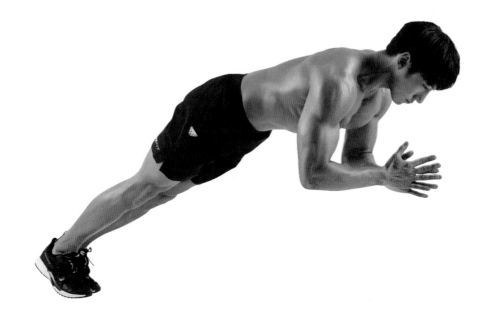

2 푸시업 자세로 빠르게 내려갔다가 두 손이 바닥에서 잠시 떨어질 수 있도록 바닥을 세게 민다. 두 손바닥이 공중에 잠시 떴을 때 박수를 치고 다시 바닥을 짚었다가 1번 동작으로 돌아온다. 1~2번 동작을 반복한다.

얼터네이트 푸시업

좌우로 이동하며 푸시업 동작을 반복하는 운동법이다. 좌우로 이동하면서 삼두근과 전면삼각근을 동시에
자극하고 푸시업 동작을 통해 대흉근을 단련할 수 있어 상체 발달에 매우 효과적이다.

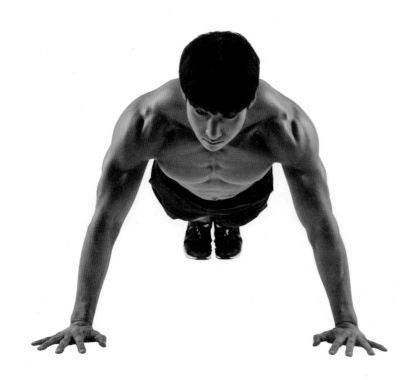

1 양손을 어깨너비보다 넓게 벌려 바닥에 짚고 엎드린다. 이때 팔꿈치와 무릎은 곧게
펴고 발뒤꿈치를 바닥에서 뗀다.

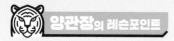

좌우로 이동하는 동안 다리, 엉덩이, 몸통, 목, 머리까지 일직선이 되도록 유지하며 자세가 흐트러지지 않도록 주의한다.

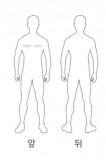

앞   뒤

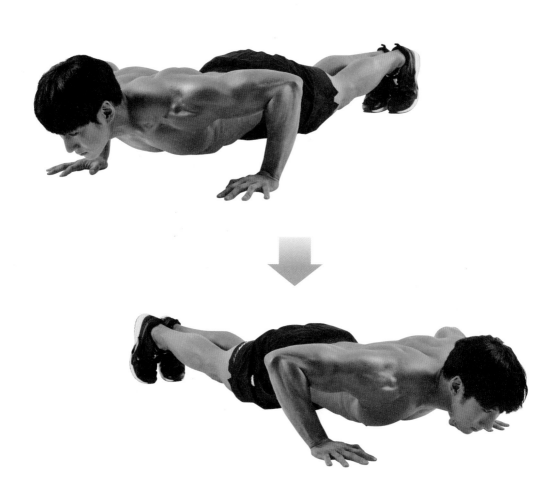

2 바닥에 짚은 손을 좌측으로 이동해 푸시업 동작을 하고 다시 우측으로 이동해 푸시업 동작을 한다. 1번 동작으로 돌아와 1~2번 동작을 반복한다.

가슴

6

덤벨 푸시업

덤벨을 놓고 푸시업을 하게 되면 몸이 바닥으로 더 깊게 들어갈 수 있기 때문에 가슴에 더해지는 자극이 더 강해진다. 가슴을 좀 더 집중적으로 확장하고 싶을 때 선택하면 효과적이다.

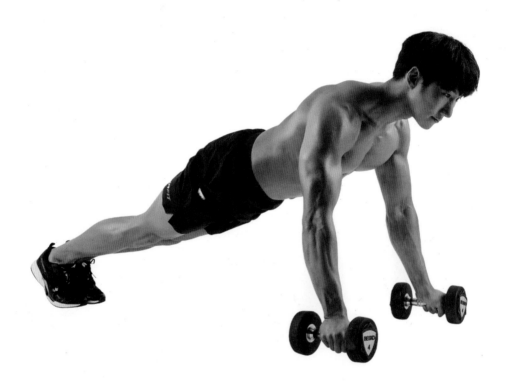

1 양손을 어깨너비보다 넓게 벌려 바닥에 놓인 덤벨을 잡고 엎드린다. 이때 팔꿈치와 무릎은 곧게 펴고 발뒤꿈치를 바닥에서 뗀다.

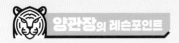

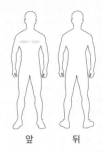

덤벨의 위치에 따라 가슴의 자극이 조금씩 달라진다. 가슴이 덤벨보다 밑으로 내려가도록 완전히 내리고 어깨가 등보다 뒤로 밀려날 정도로 가슴을 확장시키며 내려간다.

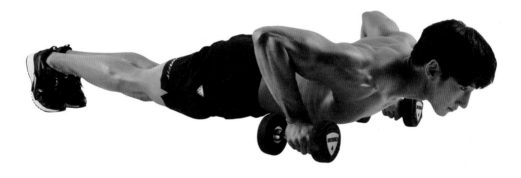

2 양 팔꿈치를 구부려 머리가 바닥에 닿기 직전까지 천천히 내려갔다가 올라오기를 반복한다.

바벨 벤치 프레스

바벨 숄더 프레스가 가장 기본적이고 필수적인 어깨 운동이라면 바벨 벤치 프레스는 가슴 운동의 대표주자격인 운동이다. 바벨 벤치 프레스는 가슴 근육 중 가장 큰 대흉근을 발달시키는 운동으로 두툼한 가슴을 만들기 위해 필수적으로 실시해야 하는 운동이다.

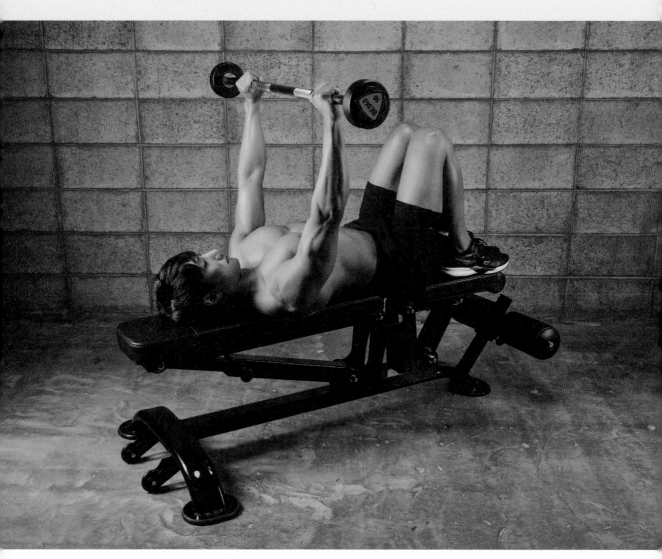

1 벤치에 누워 양 무릎을 세우고 양발을 벤치 끝에 고정한다. 어깨너비보다 넓게 오버그립으로 바벨을 잡고 팔을 뻗어 가슴 위에 둔다. 동작 내내 허리가 벤치에서 떨어지지 않도록 주의한다.

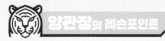

양관장의 레슨포인트

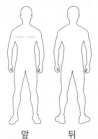

앞   뒤

벤치에 누웠을 때 허리를 아치로 만들고 다리를 바닥에 내리는 게 기본 자세이나 자극은 등과 어깨로 분산되어 가슴 운동의 효과는 그만큼 줄어든다. 허리를 벤치에 완전히 붙이고 다리를 구부려 올린 자세가 가슴에 훨씬 더 많은 자극을 줄 수 있다. 초보자들은 몸의 균형을 잡기 어려울 수 있으니 가벼운 무게로 연습을 충분히 한 후 무게를 올려나갈 것!

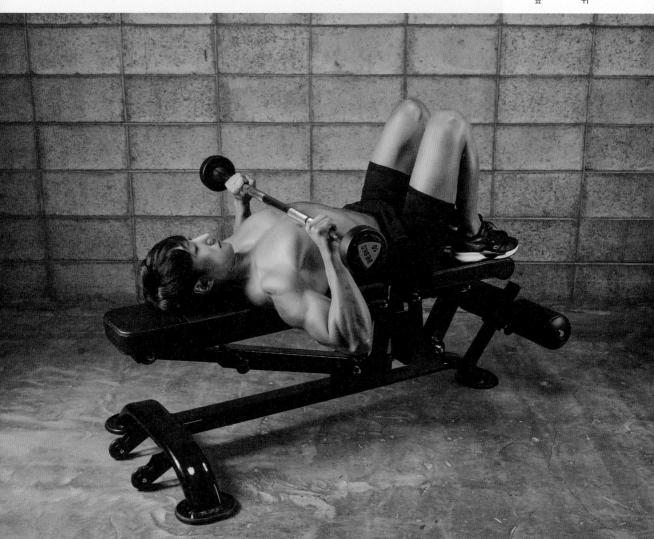

2 바벨을 가슴 상부로 천천히 내렸다가 들어올려 1번 동작으로 돌아온다. 1~2번 동작을 반복한다.

바벨 인클라인 벤치 프레스

각도가 없는 플랫 벤치에서 프레스 동작을 하게 되면 가슴의 중앙이 발달하지만 40도 정도 상체를 눕힌 벤치에서 프레스 동작을 하게 되면 대흉근 상부가 발달하게 된다. 밋밋한 가슴이 불룩하게 솟아오르는 효과를 기대할 수 있다.

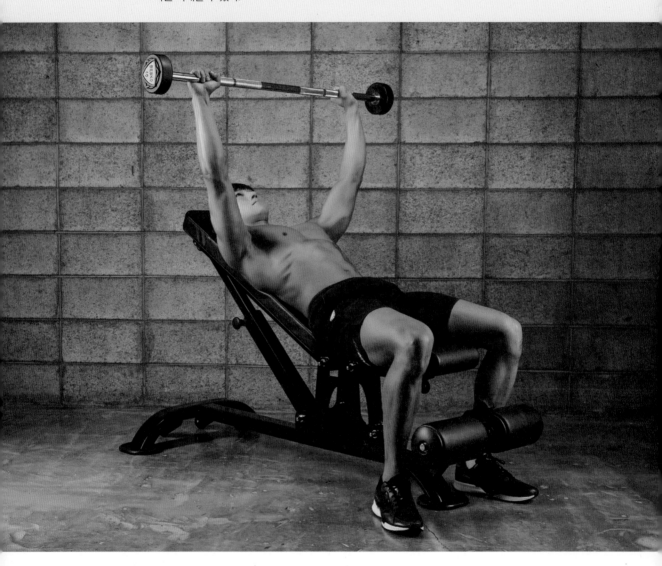

1 인클라인 벤치(40도 경사)에 누워 어깨너비보다 넓게 오버그립으로 바벨을 잡고 팔을 뻗어 어깨 위에 둔다. 이때 양발은 바닥에 붙인다.

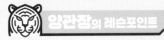

양관장의 **레슨포인트**

벤치 각도가 커질수록 삼각근의 참여도가 높아지기 때문에 가슴 운동에 집중하기 위해서는 벤치 각도를 적절하게 조절해야 한다. 허리를 과도하게 들면 허리에 부담이 커질 수 있고 등과 어깨 근육이 개입되므로 벤치에 허리를 붙여 가슴에 훨씬 더 많은 자극을 주도록 하자. 근육의 긴장도를 유지하기 위해 바벨을 밀어 올릴 때 팔꿈치가 완전히 펴지지 않도록 주의한다.

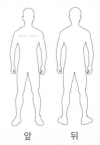

앞 뒤

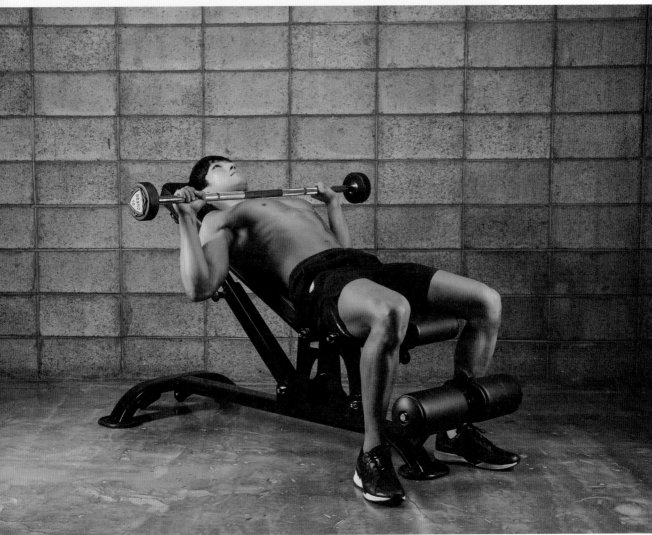

2 바벨을 쇄골 위쪽으로 천천히 내렸다가 들어 올려 1번 동작으로 돌아온다. 1~2번 동작을 반복한다.

바벨 디클라인 벤치 프레스

인클라인과 반대로 머리가 바닥으로 내려오는 자세다. 똑같은 벤치 프레스라 하더라도 경사를 달리하면 근육의 자극 부위가 달라진다. 디클라인 벤치 프레스는 대흉근의 하부를 자극하는 운동으로 가슴 근육 중 가장 만들기 어렵다는 밑 가슴 근육을 탄탄하게 만들어준다.

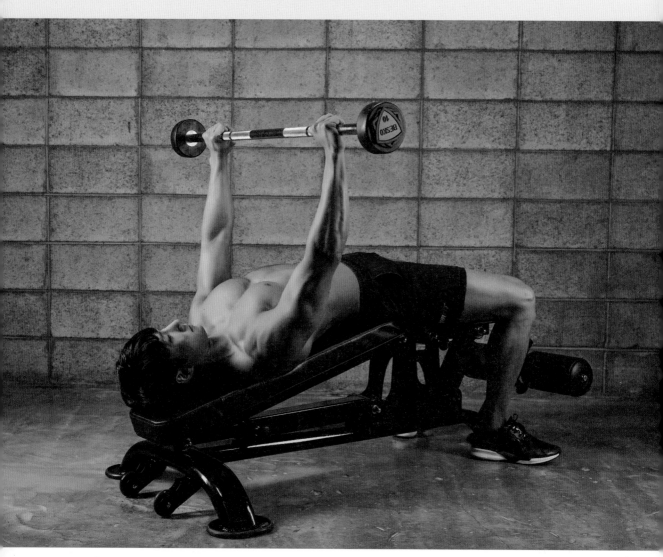

1 디클라인 벤치(30~40도 경사)에 누워 어깨너비보다 넓게 오버그립으로 바벨을 잡고 팔을 뻗어 가슴 하부 위에 둔다.

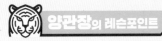

양관장의 레슨포인트

근육의 긴장도를 유지하기 위해 바벨을 밀어 올릴 때 팔꿈치가 완전히 펴지지 않도록 주의한다.
바벨을 내릴 때는 이완되는 것을 느끼면서 천천히 내리고, 올릴 때는 강한 수축을 느끼면서 좀 더
빨리 들어 올린다.

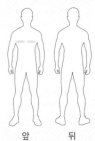

앞   뒤

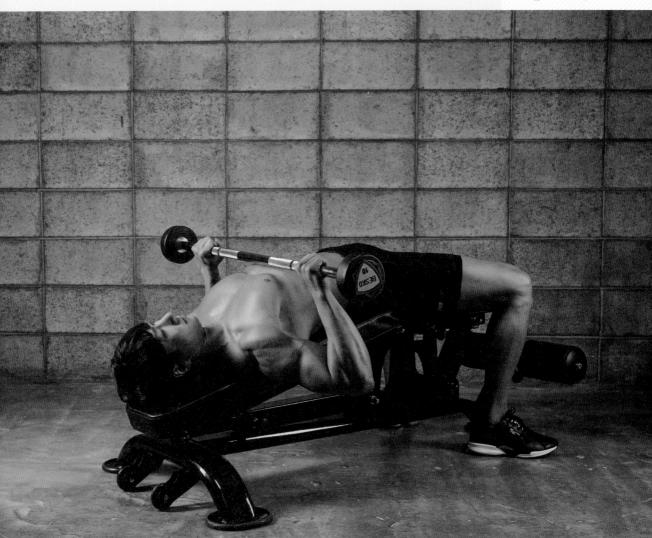

2 바벨을 가슴 하부로 천천히 내렸다가 들어 올려 1번 동작으로 돌아온다. 1~2번 동작
을 반복한다.

10 덤벨 벤치 프레스

덤벨 운동은 바벨 운동보다 가동범위가 넓어 가슴 전체를 발달시키는 데 매우 효과적이다. 특히 바벨보다 가벼운 무게로 고반복이 가능해서 가슴을 강하게 수축시킬 수 있는 장점도 있다. 가슴 안쪽을 강하게 자극해 넓게 퍼진 가슴을 탄탄하게 모아주며 선명한 가슴라인을 만들 수 있는 동작이다.

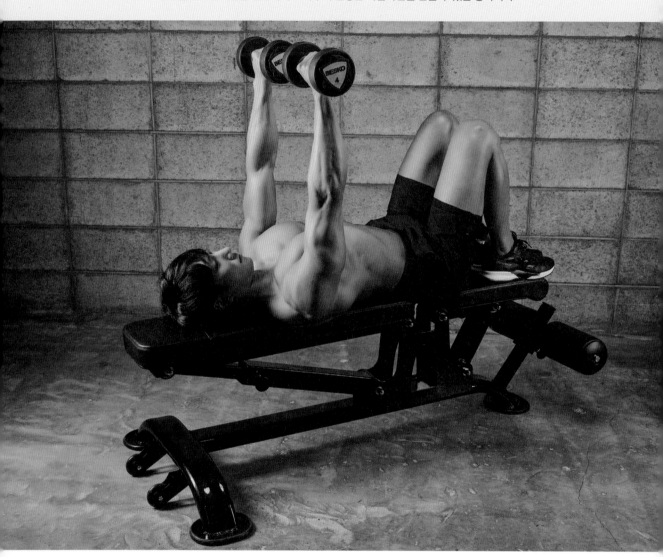

1 벤치에 누워 양 무릎을 세우고 양발을 벤치 끝에 고정한다. 어깨너비보다 넓게 오버 그립으로 바벨을 잡고 가슴 위에 둔다. 동작 내내 허리가 벤치에서 떨어지지 않도록 주의한다.

덤벨이 부딪치지 않을 정도로 모아 올려야 가슴 근육 수축에 효과적이다. 보통 덤벨을 엄지 밑으로 내려서 하는 경우도 많지만, 엄지를 위로 치켜올린다는 생각으로 덤벨을 올려줘야 가슴을 모아주는 데 더 효과적이다. 팔꿈치가 완전히 펴지지 않게 팔을 올려 대흉근의 긴장을 지속시키는 것도 매우 중요하다.

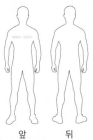

앞   뒤

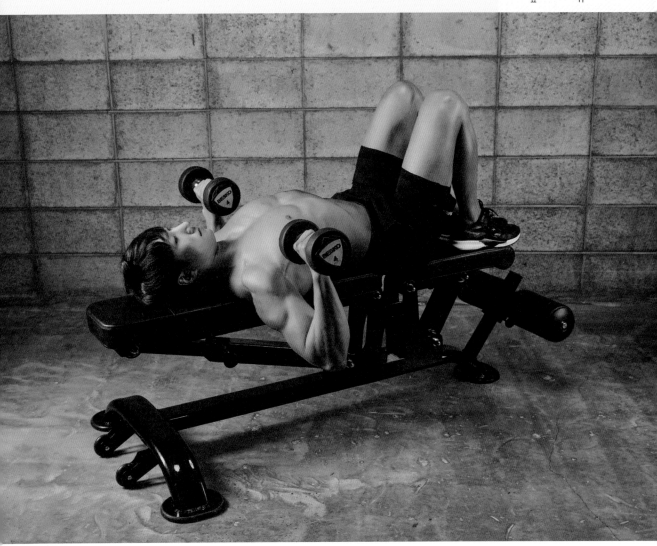

2 덤벨을 가슴 중앙 옆으로 천천히 내리다 빠르게 들어 올리며 1번 동작으로 돌아온다.
이때 허리가 과도하게 꺾이지 않게 주의한다. 1~2번 동작을 반복한다.

가슴

11

덤벨 인클라인 벤치 프레스

바벨보다 가벼운 무게로 고반복이 가능한 동작이다. 대흉근 상부를 강하게 수축시켜 윗 가슴을 볼륨 있고 탄탄하게 만들 수 있다. 넓고 큰 가슴을 완성하는 데 필수적인 조건은 가슴의 윗부분부터 봉긋하게 차오르게 하는 것이다. 그 조건을 만족시킬 수 있는 가장 적절한 운동 중 하나다.

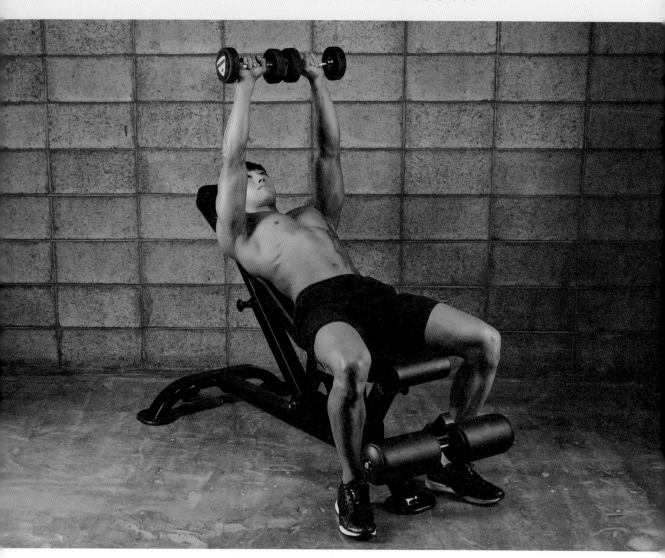

1 벤치에 앉아 다리를 구부려 벤치 끝에 고정한다. 어깨너비보다 좁게 오버그립으로 바벨을 잡고 가슴 위에 둔다.

벤치의 각도가 높아질수록 삼각근의 참여도가 높아진다. 적절한 높이(40~45도)에서 운동해야 가슴 상부를 집중 단련할 수 있다. 팔꿈치가 완전히 펴지지 않도록 해서 대흉근의 긴장을 지속시켜야 제대로 된 운동효과를 볼 수 있다. 바벨보다 덤벨이 가동범위가 좋기 때문에 최대한 어깨가 뒤로 돌아갈 수 있게 한다.

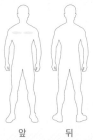

앞   뒤

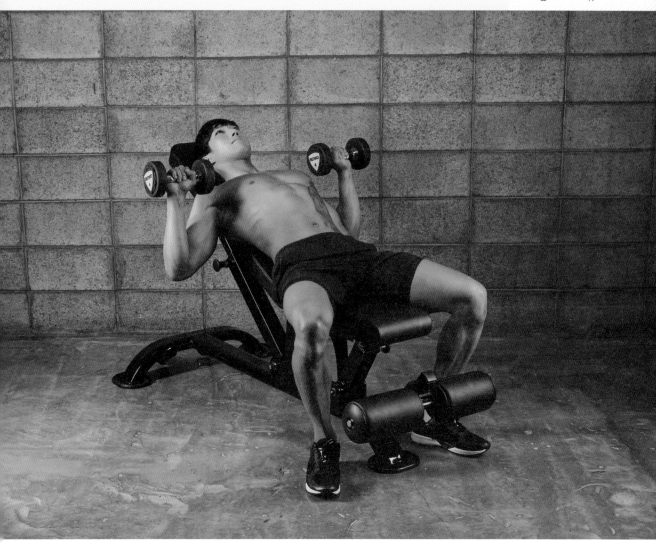

2 덤벨을 쇄골 옆으로 천천히 내리다 빠르게 들어 올리며 1번 동작으로 돌아온다. 동작 내내 허리가 벤치에서 떨어지지 않도록 주의한다. 1~2번 동작을 반복한다.

덤벨 디클라인 벤치 프레스

대흉근 하부는 가슴 근육 중에서 가장 마지막에 발달하기 때문에 선명한 라인을 잡기 매우 힘든 부위다. 그 때문에 가슴 하부에 선명한 라인을 가진 사람이 생각보다 많지 않다. 덤벨로 디클라인 벤치 프레스를 집중적으로 하면 밑 가슴의 선명한 라인을 만드는 데 큰 도움이 된다.

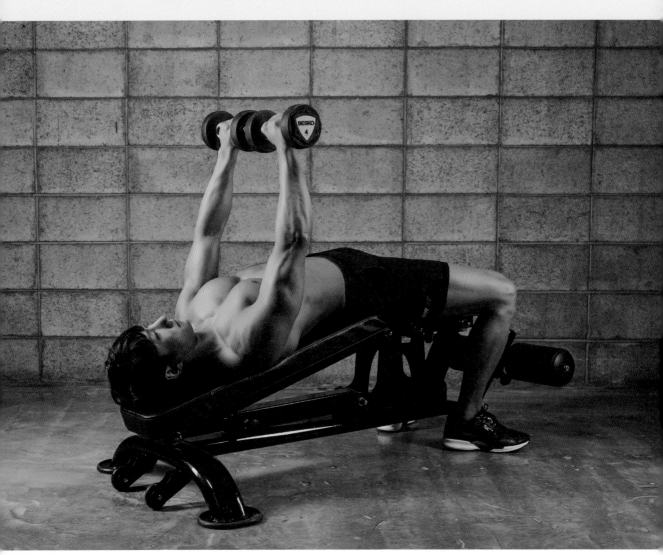

1 디클라인 벤치(30~40도 경사)에 누워 어깨너비보다 넓게 오버그립으로 바벨을 잡고 팔을 뻗어 가슴 하부 위로 모아 올린다.

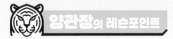

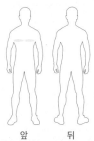

덤벨을 올릴 때는 반동을 이용하거나 엉덩이를 들지 않도록 주의하고 허리와 등이 과도하게 꺾이지 않도록 집중해야 한다.

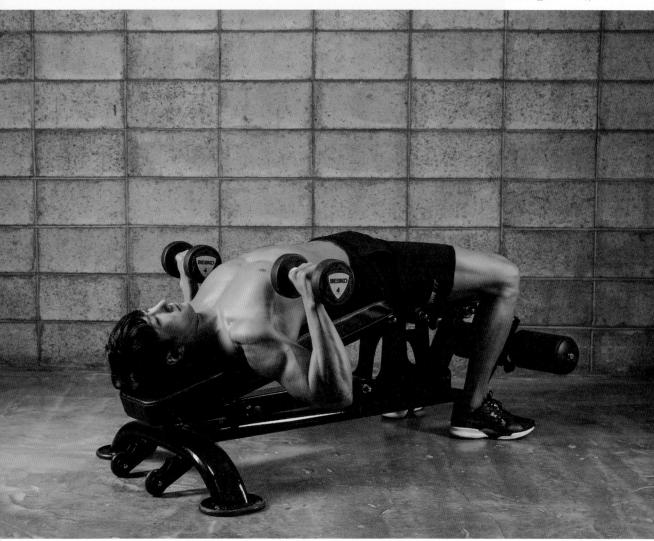

2 가슴 하부 옆으로 천천히 덤벨을 내렸다가 빠르게 들어 올려 최고 높이에 이르면 1번 동작으로 돌아온다. 1~2번 동작을 반복한다.

덤벨 플라이

근육의 피로도를 극도로 높여 가슴을 확장하는 동시에 섬세하게 다듬는 동작이다. 대흉근을 강화하고 가슴 중앙의 흉골을 발달시켜 크고 탄탄하게 모아진 가슴을 만드는 데 효과적이다.

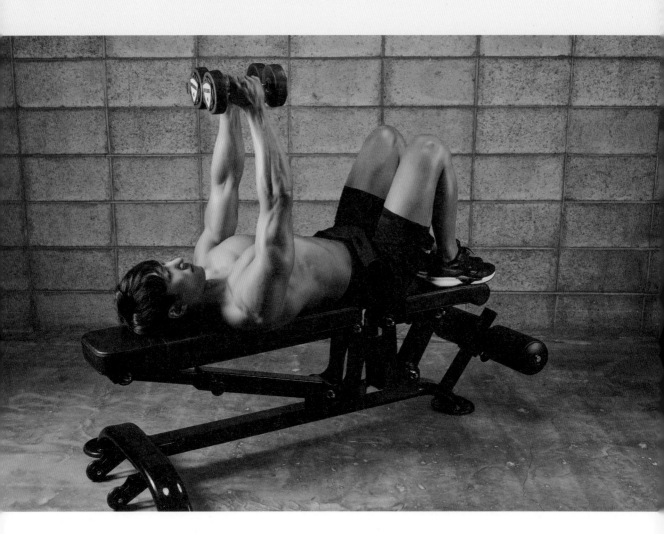

1 벤치에 누워 양 무릎을 세우고 양발을 벤치 끝에 고정한다. 뉴트럴그립으로 바벨을 잡고 팔을 뻗어 가슴 중앙 위에 둔다.

양관장의 레슨포인트

플라이 동작은 팔꿈치를 완전히 펴지 않고 구부린 상태로 실시하되 동작할 때 팔꿈치의 각도를 일정하게 유지해야 한다. 무리한 중량을 시도하면 대흉근과 관절에 부상을 입을 수 있으니 무게에 욕심내지 말고 저중량 고반복으로 정확한 동작에 집중할 것!

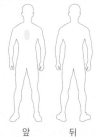

앞   뒤

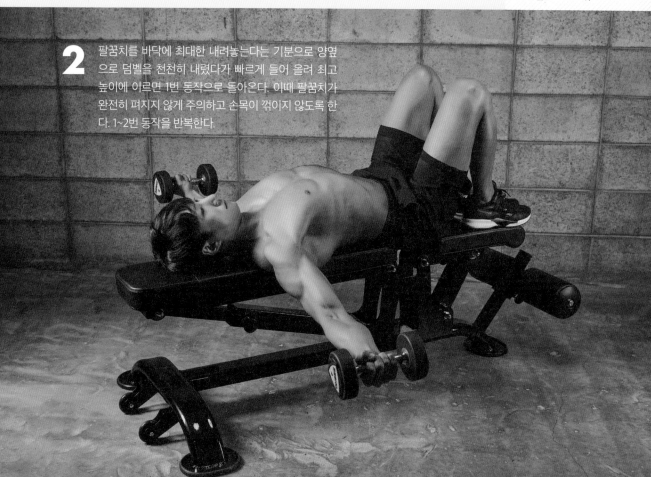

2 팔꿈치를 바닥에 최대한 내려놓는다는 기분으로 양옆으로 덤벨을 천천히 내렸다가 빠르게 들어 올려 최고 높이에 이르면 1번 동작으로 돌아온다. 이때 팔꿈치가 완전히 펴지지 않게 주의하고 손목이 꺾이지 않도록 한다. 1~2번 동작을 반복한다.

응용 동작

벤치의 높이를 조절하여 나머지 동작은 동일하게 진행한다.

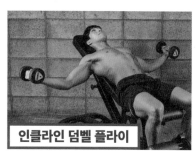

인클라인 덤벨 플라이

대흉근 상부의 근육을 뚜렷하게 만드는 데 효과적이다.

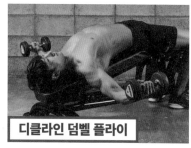

디클라인 덤벨 플라이

가슴 하부 근육의 분리도를 높이는 데 효과적이다.

덤벨 풀오버

대흉근, 전거근, 광배근 등 상체 근육을 전체적으로 발달시키고 특히 흉곽 확장에 효과적인 동작이다.

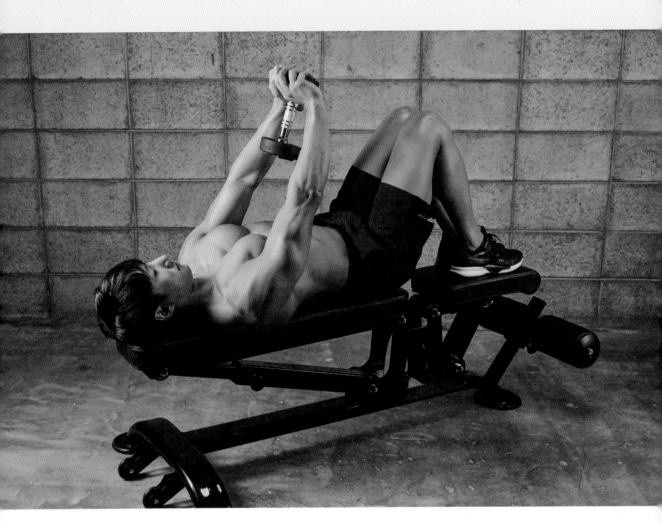

1 벤치에 누워 양 무릎을 세우고 양발을 벤치 끝에 고정한다. 한 개의 덤벨을 양손으로 감싸 쥐고 팔을 곧게 뻗어 가슴 중앙 위로 올린다.

팔꿈치가 벌어지지 않고 팔꿈치의 각도도 변함이 없도록 최대한 자세를 유지하며 동작을 반복하고 반동을 이용하지 않아야 한다. 가벼운 중량을 사용하고 가슴의 자극을 충분히 느끼며 자세에 집중해보자.

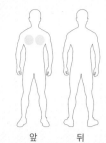

앞　　뒤

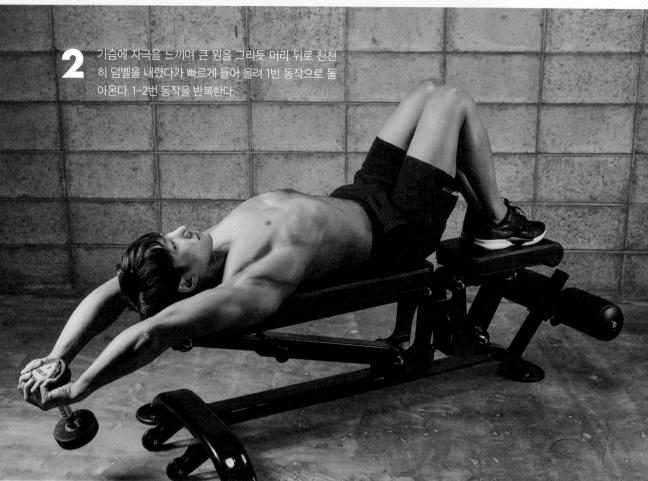

2 가슴에 자극을 느끼며 큰 원을 그리듯 머리 뒤로 천천히 덤벨을 내렸다가 빠르게 들어 올려 1번 동작으로 돌아온다. 1~2번 동작을 반복한다.

응용 동작

벤치의 높이를 조절하여 나머지 동작은 동일하게 진행한다.

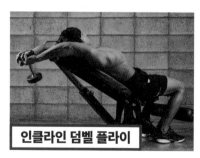

인클라인 덤벨 플라이

대흉근을 탄탄하고 섬세하게 만든다.

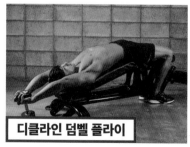

디클라인 덤벨 플라이

상체를 전체적으로 두껍게 만드는 데 좋다.

딥스

초보자에게는 매우 힘든 운동이므로 반드시 충분한 스트레칭과 기초적인 근육 단련을 한 후 시행해야 하지만 그만큼 흉근을 집중적으로 강화할 수 있다. 등을 구부린 상태에서 동작을 반복하면 대흉근 하부에 자극이 가고, 몸을 바로 세우면 등과 삼두근에 자극이 많이 간다.

1 평행봉 손잡이를 잡고 올라가 팔을 곧게 펴고 양발을 바닥에서 뗀다. 동작 내내 상체를 앞으로 숙인다.

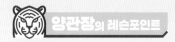

어깨 관절에 충격이 가지 않도록 절대 무리해서는 안 되며 충분한 스트레칭을 한 후 시작한다. 만약 강도를 더하고 싶다면 웨이트 벨트에 중량을 달고 실시할 수도 있다. 대흉근 하부를 발달시키기 위해서는 반드시 등이 말린 상태에서 동작을 반복해야 하며 팔꿈치를 뒤로 보내기보다 옆으로 벌리고 손이 항상 가슴 옆으로 오게 하는 것이 핵심 포인트다.

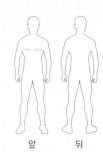

앞　　뒤

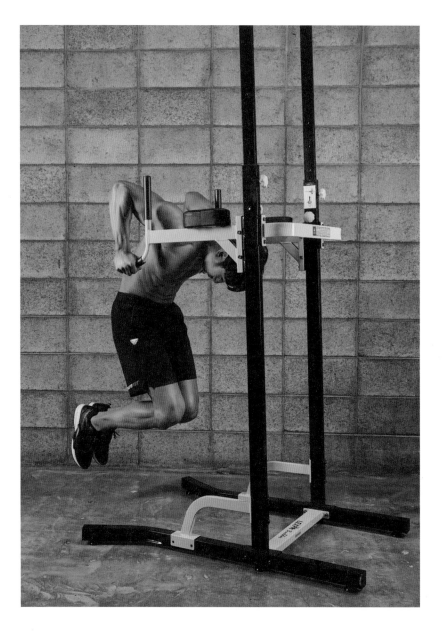

2 팔꿈치를 구부려 가슴이 팔꿈치보다 밑으로 내려가도록 천천히 내렸다가 빠르게 올라와 1번 동작으로 돌아온다. 1~2번 동작을 반복한다.

뒤태에서 뿜어져 나오는 자신감

등
Back

잘 키운 등 근육,
열 식스팩 안 부럽다

체육관에서 운동하는 수많은 회원들을 지켜보면 가슴, 팔, 복부에 집중하는 사람이 훨씬 더 많다. 상대적으로 눈에 잘 보이지 않는 등에는 소홀한 것이 사실이다. 굳이 합리화하자면 남자들의 경우 일상에서 등을 노출할 일이 극히 드물기 때문인지도 모르겠다. 아마도 힘들게 하는 운동, 이왕이면 누가 봐도 운동한 티 팍팍 나는 근육에 투자하는 게 낫다고 생각하는 것 같다.

하지만 등 근육이 제대로 만들어지지 않은 상태로 오늘도 내일도 가슴, 팔, 복부 운동으로 일관한다면 결국 몸의 밸런스는 무너지게 된다. 가슴만 빵빵하게 부풀어 오르고 팔은 터질 듯 채워지고 올록볼록 식스팩이 자리할지는 모르지만 어깨가 서서히 앞으로 말리면서 등은 앞으로 점점 굽어지게 될 것이다.

뒤에서 짱짱하게 잡아주는 등 근육이 있어야 가슴이 활짝 펴지고 어깨가 말리지 않으면서 곧고 바르게 상체가 서게 된다. 힘들게 만든 근육도 바른 자세에서 더 돋보인다는 사실을 잊지 말아야 한다. 사실 등만 바로 서도 어깨가 더 넓어 보이고, 가슴도 확장되어 보이고, 신장도 더 커 보이는 효과가 있다.

밋밋함이라고는 찾아볼 수 없는
등 근육에 도전한다

성난 코브라의 머리처럼 넓게 펼쳐진 등을 만드는 것은 모든 남성이 원하는 바다. 등 근육은 크게 겉으로 드러나는 광배근과 승모근이 있고 그보다 더 심부에 자리하고 있는 능형근, 대원근, 극하근 등이 있다. 이들 근육이 골고루 발달하면 밋밋함이라고는 찾아 볼 수 없는, 마치 비포장도로처럼 울퉁불퉁 성난 등 근육을 만들 수 있다.

이 책에 소개되는 열여섯 가지 등 운동은 사이즈와 볼륨 두 가지를 모두 잡을 수 있는 최적의 운동법이다. 무거운 중량으로 대근육인 광배근과 등의 중심을 잡아주는 승모근을 발달시킬 수 있고, 고반복이 가능한 덤벨 운동으로 심부에 자리하고 있는 근육을 솟아오르게 만들어 조각 같은 뒤태를 완성한다. 그뿐만 아니라 척추기립근을 강화하고 상체를 지탱하는 힘과 운동 수행 능력을 끌어올려 다른 부위에도 도움을 준다. 넓고, 길게 쭉 뻗어 내린 시원스러운 등 근육과 하나하나 볼륨감이 살아 있는 섬세한 등 근육은 자신감까지 상승시켜줄 것이다.

등의 구조부터
파악하라

등의 주요 근육으로는 네 가지 근육을 꼽을 수 있다. 등에서 가장 넓은 면적을 차지하고 있는 광배근이 있고, 광배근보다 조금 더 깊은 곳에 자리하고 있는 승모근이 있다. 견갑골 안쪽에 능형근이 자리하고 있고, 척추를 따라서 길게 세로로 뻗어 있는 척추기립근이 있다. 이 네 가지 근육은 등의 모양을 결정짓는 근육이기도 하지만 상체를 바로 세워 몸의 전체적인 밸런스를 잡아주는 기능도 하고 있는 매우 중요한 근육이다.

광배근
등의 아랫부분에서 시작되어 상완골의 안쪽 면까지 이어진 근육으로 우리 몸에서 허벅지 근육 다음으로 큰 근육이다. 등에서 가장 넓은 면적을 차지하고 있는 광배근은 매달려 올라가거나, 위에서 아래로 잡아당기거나, 무거운 물건을 들어

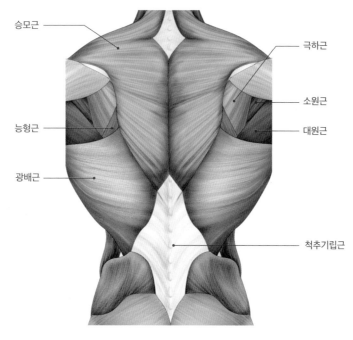

등 근육도(뒤)

올리거나 하는 동작에 사용된다. 한마디로 상체를 이용해 힘을 써야할 때 가장 많이 관여하는 근육이라 할 수 있다. 광배근을 공략하기 위한 운동으로는 풀업, 풀오버, 로우 등의 동작이 있다.

승모근

승모근의 범위에 대해 잘못 알고 있는 사람이 많다. 어깨에서부터 시작되어 등의 중심에 넓게 자리하고 있는 다이아몬드 형태의 큰 근육이 승모근인데, 등 부위의 승모근은 중간 승모근과 하부 승모근으로 표현한다. 중간 승모근은 팔을 펴서 수평으로 뒤로 당기는 '리버스 플라이'를 할 때 큰 자극을 받고, 하부 승모근은 '친업'이나 '인버티드 풀업'과 같은 동작을 할 때 크게 작용한다.

능형근

견갑골 안쪽에 자리하고 있는 능형근은 어깨뼈를 뒤로 모으거나 올리는 데 사용되는 근육이다. 주로 운동할 때 앞에서 뒤로 잡아당기는 동작에 작용한다. 능형근을 단련하는 대표적인 운동으로는 '벤트 오버 바벨 로우', '벤트 오버 덤벨 로우' 등이 있다.

척추기립근

승모근과 광배근의 안쪽에서 척추를 지탱해주는 척추기립근은 체형을 바르게 유지하게 돕는 매우 중요한 근육이다. 척추기립근을 강화할 수 있는 대표적인 운동법으로는 '데드리프트', '굿모닝' 등이 있다.

부위별 목표에 따라 운동법을 선택한다

등 전체

바벨은 고중량의 운동을 통해 등 근육의 사이즈를 키우면서 두께도 증가시킨다. 만약 두께를 증가시키고 싶지 않다면 덤벨을 이용해 로우 동작을 하거나 로우 동작보다 풀업 동작 위주로 무게를 가볍게 해서 고반복하면 된다.

추천 풀업(p.126), 벤트 오버 바벨 로우(p.140)

등 바깥쪽

광배근 하부의 각도가 벌어지면서 두툼해지도록 만든다. 등 바깥쪽 역시 광배근의 두께를 증가시키고 싶지 않다면 로우 동작보다 친업 동작 위주로 무게를 가볍게 해서 고반복하면 된다.

추천 친업(p.132), 원 암 덤벨 로우(p.154)

등 가운데

등 가운데를 자극하는 운동을 해야 등이 꽉 차보이는 멋진 근육을 만들 수 있다. 등 근육 하나하나를 솟아오르게 하려면 바벨보다 덤벨이 더 효과적이다.

추천 덤벨 리버스 플라이(p.156), 벤트 오버 덤벨 로우(p.152)

척추기립근

척추기립근을 키워 코어의 힘을 기르도록 한다. 코어의 힘을 길러야 몸의 중심을 바로 잡아 모든 운동을 수월하게 할 수 있다.

추천 루마니안 데드리프트(p.136), 덤벨 루마니안 데드리프트(p.150)

허리와 엉덩이

허리와 엉덩이는 하체운동이라고 생각할 수 있지만 등의 최하단이라고도 할 수 있다. 상체를 지지하는, 우리 몸의 기둥과도 같은 부위이므로 등 운동을 할 때 척추기립근과 함께 반드시 강하게 단련하도록 한다.

추천 컨벤셔널 데드리프트(p.134), 덤벨 컨벤셔널 데드리프트(p.148)

핵심 포인트

1 등 근육에 정확한 자극을 주기 위해 팔을 당기는 동작은 조금 빠르게 진행하고 팔을 펴는 동작은 천천히 한다.

2 가슴 운동과 달리 등 운동은 중량을 자신의 몸 쪽으로 끌어당기는 동작이 주를 이룬다. 허리에 부상을 입지 않도록 운동 전에 충분한 스트레칭을 해주고 운동 중간 휴식 시간에도 가볍게 스트레칭하는 것이 좋다.

3 승모근과 팔 근육에 근육의 자극이 집중되지 않도록 등 근육의 자극에 집중하며 목표 부위를 정확히 단련한다.

4 덤벨과 같은 기구로 운동할 때는 자신의 능력 이상의 중량을 다루지 않도록 주의한다.

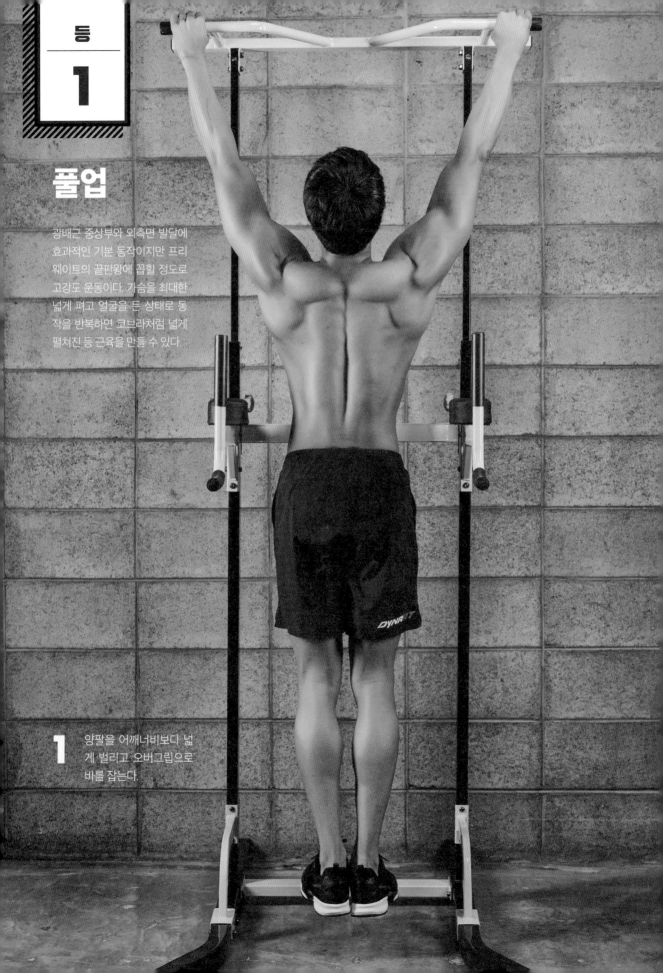

풀업

광배근 중상부와 외측면 발달에 효과적인 기본 동작이지만 프리 웨이트의 끝판왕에 꼽힐 정도로 고강도 운동이다. 가슴을 최대한 넓게 펴고 얼굴을 든 상태로 동작을 반복하면 코브라처럼 넓게 펼쳐진 등 근육을 만들 수 있다.

1 양팔을 어깨너비보다 넓게 벌리고 오버그립으로 바를 잡는다.

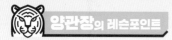

양팔을 곧게 펴 턱 밑에 바가 올 때까지 몸을 끌어올려야 광배근에 가장 집중할 수 있다. 가슴이나 흉골이 바에 닿을 때까지 몸을 끌어올리면 견갑골 사이의 약한 근육에만 자극이 집중되므로 주의하자.

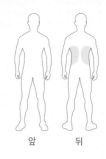

앞   뒤

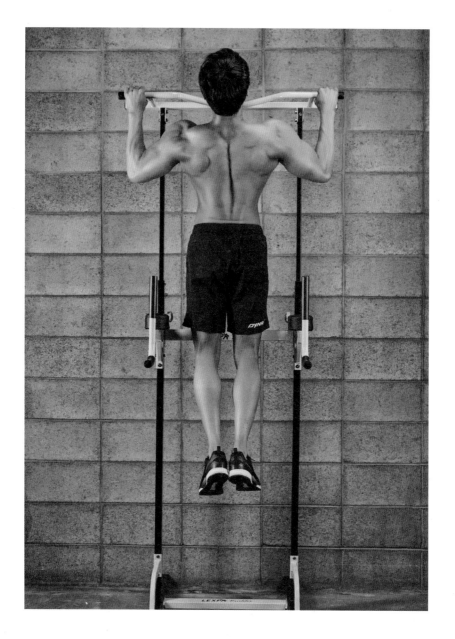

2 고개를 들고 턱 밑에 바가 올 때까지 몸을 끌어올렸다가 내려오기를 반복한다.

인버티드 풀업

양팔로 바(팔 길이보다 높게 설치)를 잡고 누워 풀업하는 동작이다. 뒤꿈치를 바닥에 대고 하므로 공중에
매달려서 하는 풀업보다 쉬워 초보자에게 추천한다. 등의 중심부를 울퉁불퉁한 비포장도로처럼 볼륨감
있고 단단하게 만들 수 있는 운동이다.

1 양손으로 바를 오버그립으로 잡고 팔을 뻗는다. 이때 몸이 일직선이
되도록 유지하며 양발의 뒤꿈치를 바닥에 고정한다.

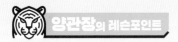

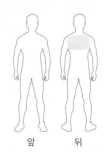

앞   뒤

동작 내내 등이 굽지 않도록 주의한다. 조금 더 강도를 높이고 싶다면 벤치나 의자에 발을 올려
동작한다.

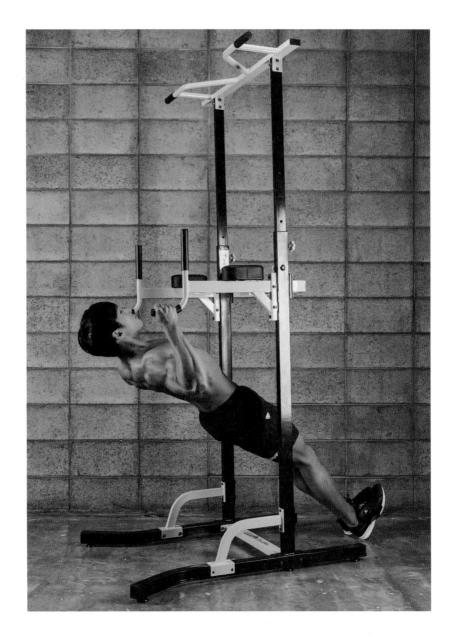

2 팔꿈치를 구부려 몸을 최대한 끌어올렸다가 천천히 내려 1번 동작으로 돌아온다. 이
때 팔꿈치를 옆으로 벌려 등을 수축한다. 1~2번 동작을 반복한다.

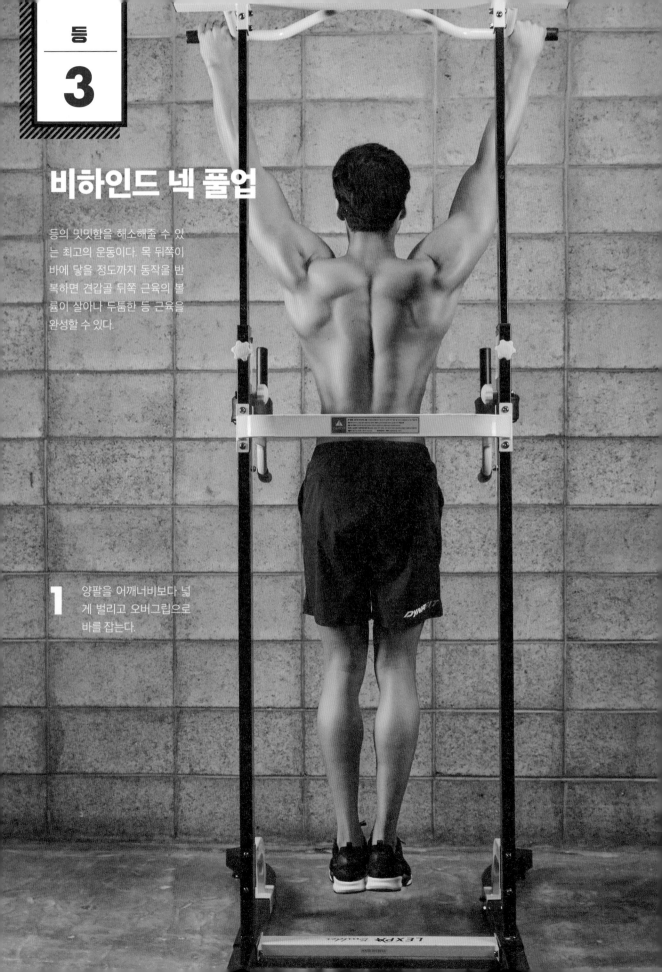

비하인드 넥 풀업

등의 밋밋함을 해소해줄 수 있
는 최고의 운동이다. 목 뒤쪽이
바에 닿을 정도까지 동작을 반
복하면 견갑골 뒤쪽 근육의 볼
륨이 살아나 두툼한 등 근육을
완성할 수 있다.

1 양팔을 어깨너비보다 넓
게 벌리고 오버그립으로
바를 잡는다.

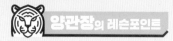

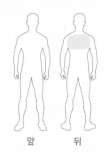

앞　뒤

어깨보다 조금 뒤쪽에 오도록 바를 놓은 뒤, 어깨 관절을 충분히 스트레칭하고 등을 곧게 편 상태로 동작한다. 몸이 흔들리지 않게 집중하고 반동을 이용하지 않도록 주의한다. 횟수를 채우기보다 1회를 하더라도 제대로 하는 게 포인트다. 대부분의 사람이 등 운동을 한다면 풀업을 많이 하지만, 등을 꽉 차 보이게 하고 싶다면 등의 중심부 운동을 집중적으로 할 수 있는 비하인드 넥 풀업이 필수적이다.

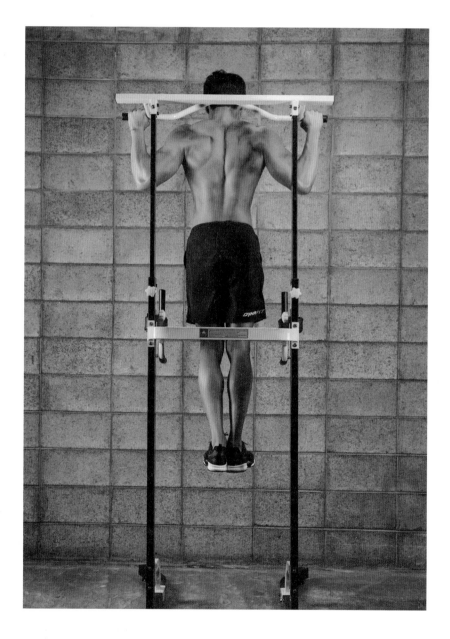

2 목 뒷부분, 승모근의 상부가 바에 닿을 정도로 팔꿈치를 구부려 몸을 끌어올렸다가 천천히 내려 1번 동작으로 돌아온다. 1~2번 동작을 반복한다.

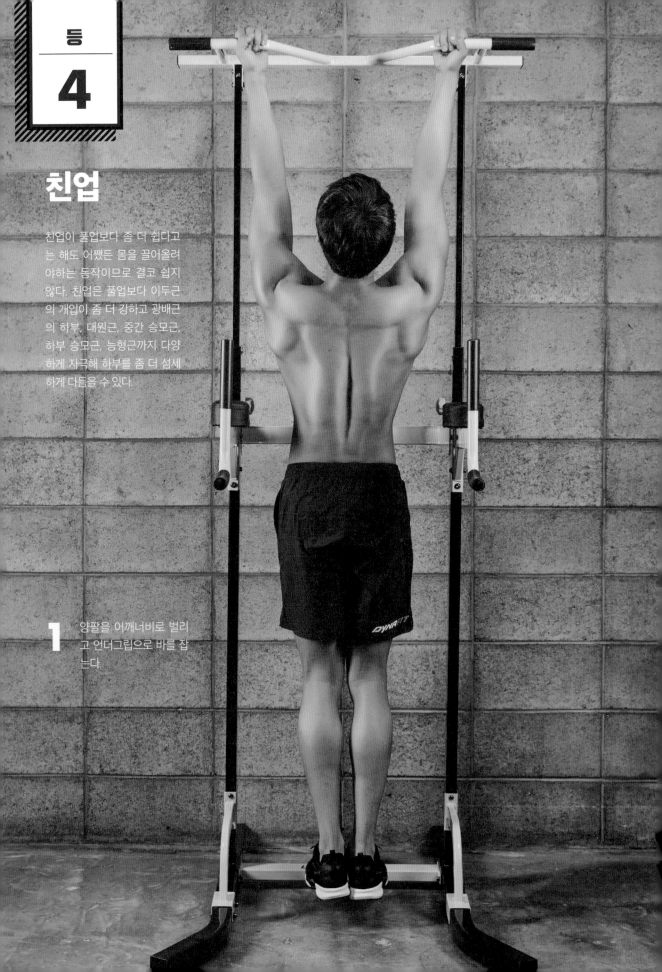

친업

친업이 풀업보다 좀 더 쉽다고
는 해도 어쨌든 몸을 끌어올려
야하는 동작이므로 결코 쉽지
않다. 친업은 풀업보다 이두근
의 개입이 좀 더 강하고 광배근
의 하부, 대원근, 중간 승모근,
하부 승모근, 능형근까지 다양
하게 자극해 하부를 좀 더 섬세
하게 다듬을 수 있다.

1 양팔을 어깨너비로 벌리
고 언더그립으로 바를 잡
는다.

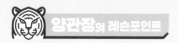

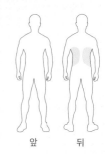

앞   뒤

내로우그립으로 동작하면 등 하부 안쪽을 더 강하게 수축할 수 있다. 이때 팔꿈치를 완전히 펴서 내려왔다가 팔이 아닌 등 근육을 최대한 사용해서 올라온다.

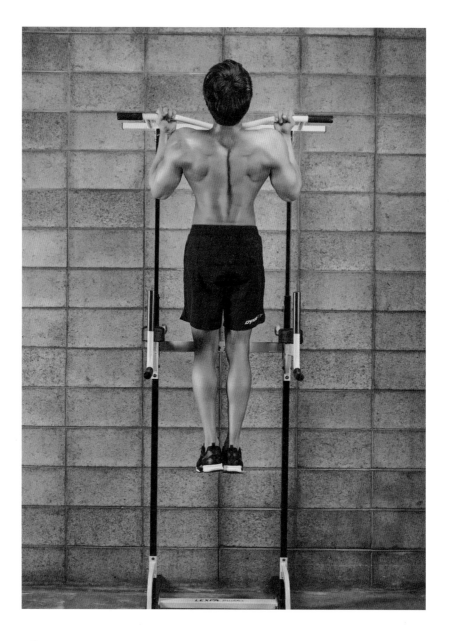

2 고개를 들어 가슴 상부가 바에 닿을 정도로 팔꿈치를 구부려 몸을 끌어올렸다가 천천히 내려 1번 동작으로 돌아온다. 1~2번 동작을 반복한다.

컨벤셔널 데드리프트

허벅지, 엉덩이, 등, 척추기립근을 동시에 강화해주는 코어에 효과적인 동작이다. 머리를 숙이거나 등을 곧게 펴지 않으면 허리 통증을 유발할 수 있으니 주의해야 한다.

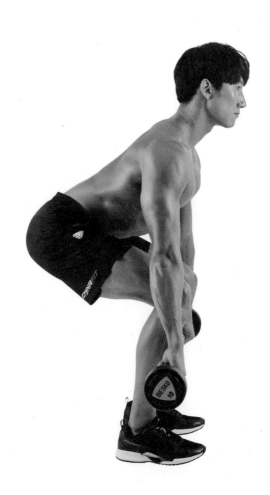

1 바로 서서 양발을 어깨너비만큼 벌리고 양 발끝은 바깥쪽으로 살짝 틀거나 나란히 놓는다. 오버그립으로 바벨을 잡고 허벅지가 바닥과 수평이 될 때까지 무릎을 구부린다. 이때 사람마다 고관절에서 무릎까지 이어지는 길이가 달라 굽혀지는 각도가 다를 수 있다. 바벨은 발등 위에 오도록 정강이에 거의 붙인다. 허리와 등을 곧게 펴고 가슴을 내밀고 시선은 정면을 향한다.

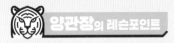

바벨을 들어 올릴 때 등은 아치형을 유지하고 어깨를 뒤로 빼서 등에 자극을 준다. 무릎을 안쪽이
나 바깥쪽으로 벌리지 말고 발끝 방향과 일치시켜야 무릎에 무리가 가지 않는다.

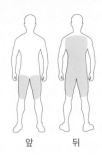

앞   뒤

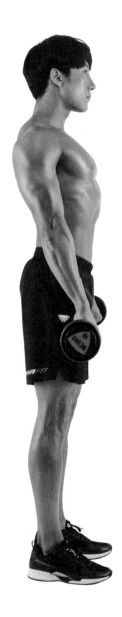

2 바벨을 빠르게 들어 올려 상체를 곧게 세웠다가 천천히 내려 1번 동작으로 돌아온다.
1~2번 동작을 반복한다.

루마니안 데드리프트

컨벤셔널 데드리프트보다 준비자세에서 엉덩이의 위치가 더 높아 등 하부의 자극은 커지고, 무릎은 덜 굽혀져 허벅지의 자극은 줄어든다. 컨벤셔널 데드리프트보다 척추기립근, 대둔근, 대퇴이두근 발달에 효과적인 운동이다.

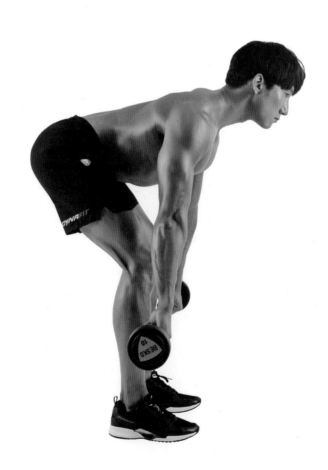

1 바로 서서 양발을 어깨너비로 벌리고 오버그립으로 바벨을 잡는다. 엉덩이를 뒤로 빼고 무릎을 약간 구부려 상체를 앞으로 숙인다.

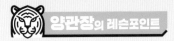

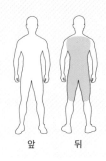

앞   뒤

동작 내내 등과 허리를 쭉 펴 등이 굽지 않도록 주의해야 한다. 시선이 앞을 향하면 허리를 펴기
좀 더 쉽다.

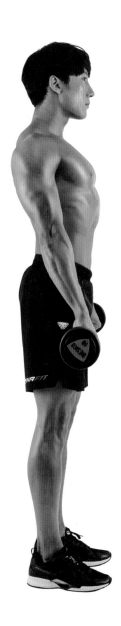

2 바벨을 최대한 몸에 붙여 허리와 등하부, 엉덩이 주변 근육의 힘으로 들어 올렸다가
천천히 내려 1번 동작으로 돌아온다. 1~2번 동작을 반복한다.

등

7

굿모닝

등의 하부, 대둔근, 척추 전체, 특히 슬와부 근육군 발달에 효과적인 동작이다. 머리부터 들지 말고 등 전체와 허리 힘으로 올라와야 탄탄하게 균형 잡힌 뒤태를 만들 수 있다.

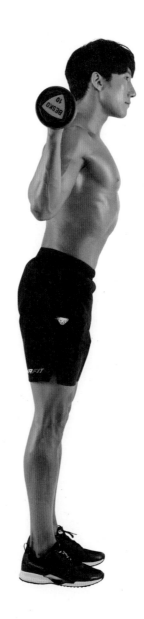

1 바로 서서 양발을 모으고 오버그립으로 바벨을 잡아 어깨로 받쳐 든다.

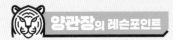

동작 내내 등과 허리를 쭉 펴 등이 굽지 않도록 집중하고 머리를 숙이지 않도록 주의한다. 반동을 이용하지 말고 허리 주변 근육으로 상체를 일으켜 세워야 효과적이다.

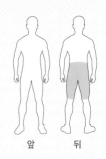

앞   뒤

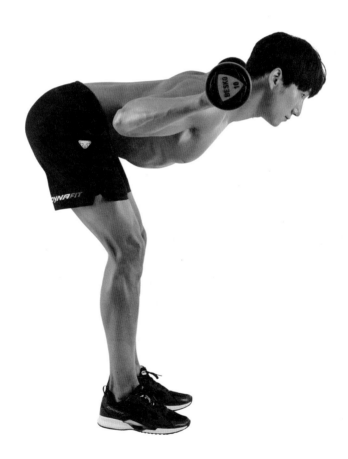

2 상체를 앞으로 천천히 숙였다가 올라와 1번 동작으로 돌아온다. 이때 다리 뒤쪽의 부상 위험을 줄이기 위해 무릎을 약간 구부려 동작해도 괜찮다. 1~2번 동작을 반복한다.

벤트 오버 바벨 로우

견갑골을 모으는 순간 광배근, 능형근, 승모근에도 자극이 가므로 전반적인 상체운동에 필수적인 동작이다. 바닥과 수평이 될 때까지 상체를 숙이고 오버그립으로 바벨을 잡아 동작하면 등의 상부가 단련된다.

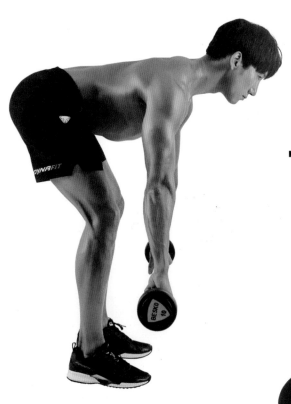

1 바로 서서 양발을 골반너비만큼 벌리고 오버그립으로 바벨을 잡는다. 바닥과 수평이 될 때까지 상체를 숙이고 무릎은 살짝 구부린다. 바벨은 가슴 밑에 편하게 내려놓고 머리를 들어 시선은 앞을 향한다. 동작 내내 등이 굽지 않도록 주의한다.

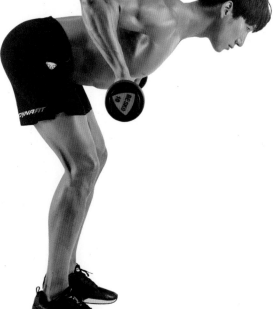

2 팔꿈치를 벌려 바벨을 가슴 하부까지 들어 올렸다가 천천히 내려 1번 동작으로 돌아온다. 1~2번 동작을 반복한다.

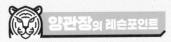
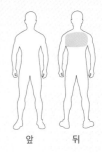

머리를 숙이면 등이 구부러지게 되므로 힘들어도 허리와 등을 펴도록 한다. 동작 내내 상체가 흔들리지 않게 집중한다. 팔꿈치를 뒤로 빼지 말고 최대한 옆으로 벌려 등상부에 집중하는 것이 포인트다. 더 이상 당길 수 없을 때 반동을 이용해 횟수를 추가하는 것도 괜찮다.

앞   뒤

응용 동작

그립만 다를 뿐 모든 동작의 과정은 동일하다.

언더그립

상체를 약간 세워 언더그립으로 동작하면 등하부를 발달시켜준다. 오버그립과 반대로 팔꿈치를 옆으로 벌리지 말고 뒤로 빼 등하부에 집중하는 것이 포인트다.

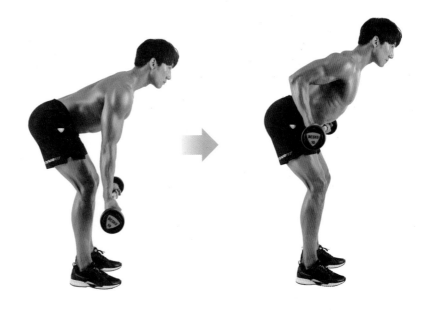

라잉 바벨 풀오버

등 하부의 광배근, 가슴 외측벽을 덮고 있는 전거근 확장에 효과적인 동작이다.

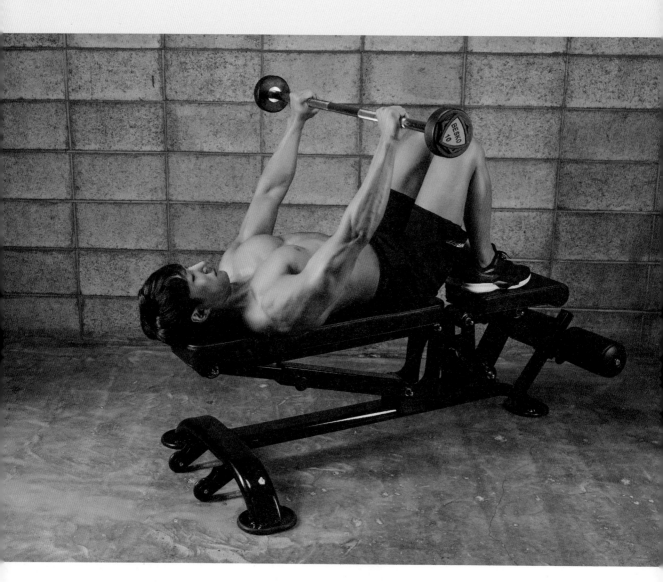

1 벤치에 누워 무릎을 세우고 양발을 벤치 끝에 고정한다. 오버그립으로 바벨을 잡아 가슴 위에 둔다.

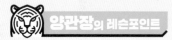

가벼운 중량으로 팔꿈치가 좁혀지거나 벌어지지 않도록 일정한 간격을 유지하며 광배근의 자극에 집중한다.

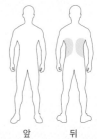

앞   뒤

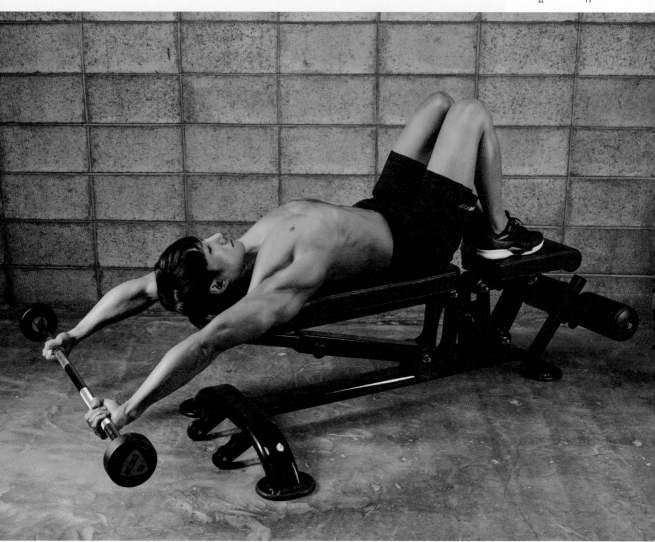

2 큰 원을 그리듯 바벨을 머리 위로 천천히 내렸다가 올려 1번 동작으로 돌아온다.
1~2번 동작을 반복한다.

143

인클라인 바벨 풀오버

라잉 바벨 풀오버보다 인클라인 바벨 풀오버가 바벨을 위에서 당겨 가동범위가 좁아지므로 초보자들이나 관절이 안 좋은 사람에게 추천한다. 각도를 다르게 해서 광배근에 다양한 자극을 느껴보자.

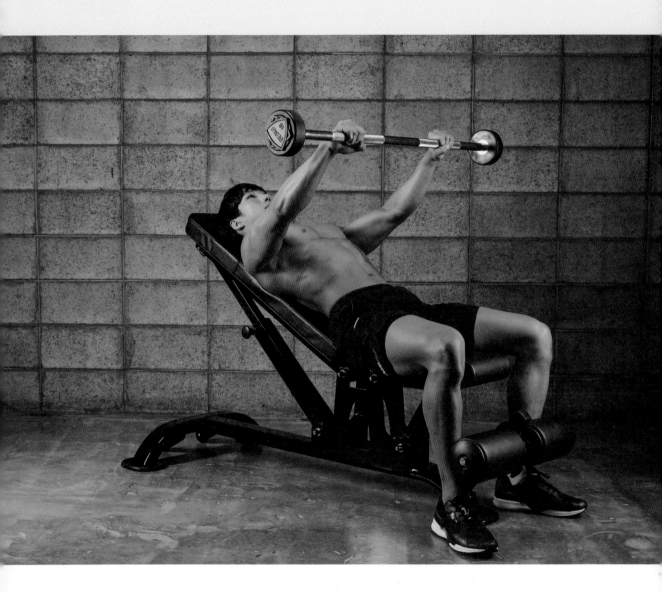

1 인클라인 벤치(40도 정도)에 누워 오버그립으로 바벨을 잡고 팔을 뻗어 어깨 위에 바벨을 둔다. 양발은 바닥에 고정한다.

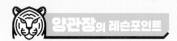

동작 내내 팔꿈치를 살짝 구부려 고정한 채 등으로 움직인다.

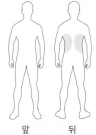

앞   뒤

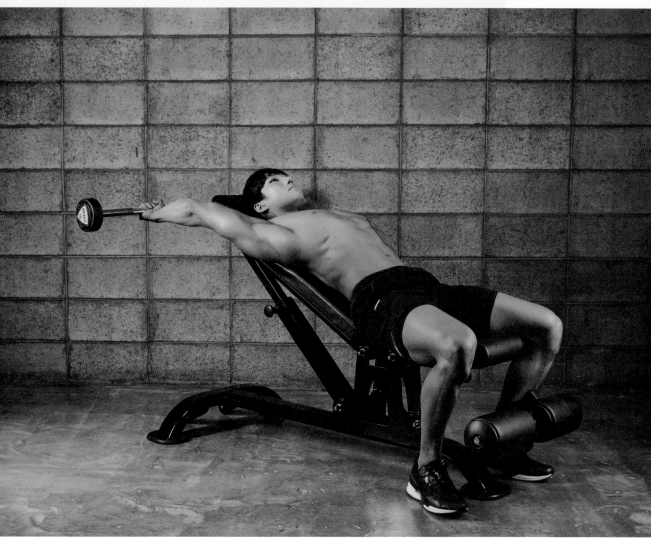

2 큰 원을 그리듯 바벨을 머리 위로 천천히 내렸다가 올려 1번 동작으로 돌아온다.
1~2번 동작을 반복한다.

디클라인 바벨 풀오버

라잉 바벨 풀오버와 인클라인 바벨 풀오버보다 바벨을 아래서 당겨 가동범위가 넓으므로 중급자에게 추천한다.

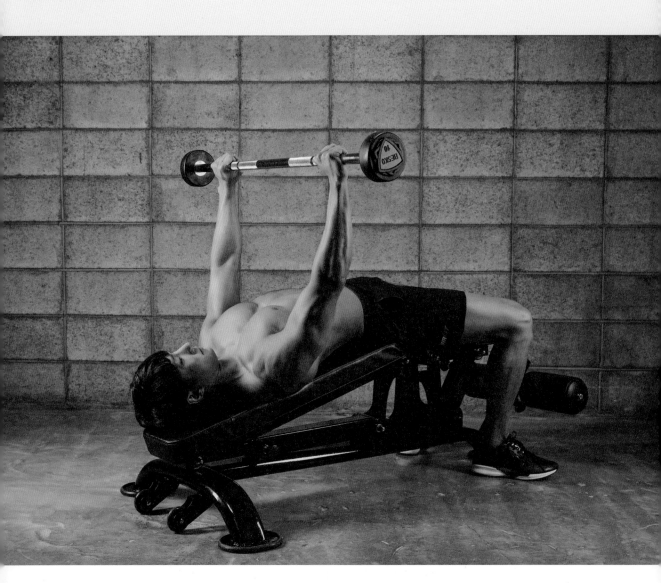

1 디클라인 벤치(30~40도 정도)에 누워 오버그립으로 바벨을 잡고 팔을 뻗어 가슴 하부 위에 둔다. 양발은 바닥에 고정한다.

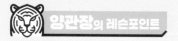

양관장의 레슨포인트

팔꿈치를 살짝 구부려 등 근육을 사용해 동작하며 어깨 탈골 부상에 주의한다.

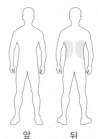

앞   뒤

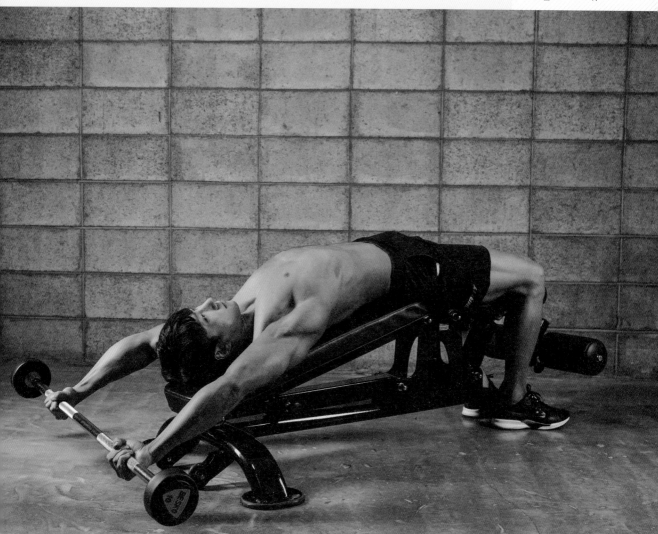

2 큰 원을 그리듯 바벨을 머리 위로 천천히 내렸다가 올려 1번 동작으로 돌아온다.
1~2번 동작을 반복한다.

덤벨 컨벤셔널 데드리프트

대퇴부와 등, 척추기립근을 동시에 강화해주는 전신운동이다. 머리를 숙이거나 등을 곧게 펴지 않으면 허리 통증을 유발할 수 있어 바른 자세로 하는 것이 중요하다.

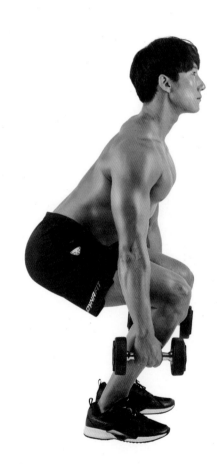

1 바로 서서 양발을 어깨너비로 벌리고 양 발끝은 바깥쪽으로 살짝 틀거나 나란히 놓는다. 뉴트럴그립으로 덤벨을 잡고 허벅지가 바닥과 수평이 될 때까지 무릎을 구부린다. 동작 내내 등이 굽지 않도록 주의하며 가슴을 내민다. 시선이 앞을 향하면 등과 허리를 펴기 더 쉽다.

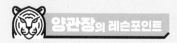
덤벨을 들어 올리거나 내릴 때 상체를 뒤로 젖히면 안 되고, 허리를 먼저 사용해서도 안 된다. 무릎은 안쪽이나 바깥쪽으로 벌리지 말고 발끝 방향과 일치시켜야 무릎에 무리가 가지 않는다.

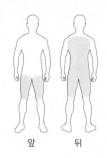

앞   뒤

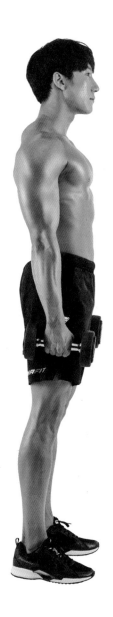

2 엉덩이, 허벅지, 복근, 고관절로 덤벨을 들어 올려 상체를 곧게 세웠다가 천천히 내려 1번 동작으로 돌아온다. 1~2번 동작을 반복한다.

덤벨 루마니안 데드리프트

컨벤셔널 데드리프트보다 준비자세에서 엉덩이의 위치가 더 높아 등 하부의 자극은 커지고, 무릎은 덜 굽혀져 허벅지의 자극은 줄어든다. 척추기립근, 대둔근, 대퇴이두근 발달에 효과적인 운동이다.

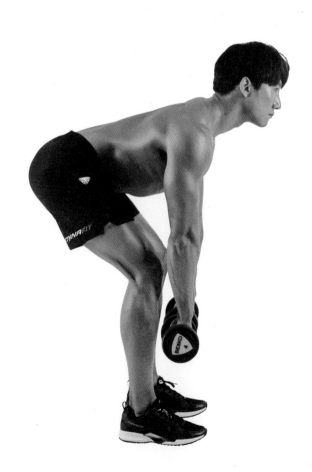

1 바로 서서 양발을 어깨너비로 벌리고 양 발끝은 바깥쪽으로 살짝 틀거나 나란히 놓는다. 오버그립으로 덤벨을 잡고 엉덩이를 뒤로 빼면서 무릎을 약간 구부려 상체를 앞으로 숙인다.

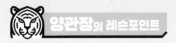

동작 내내 등과 허리를 쭉 펴 등이 굽지 않도록 주의해야 한다. 시선이 앞을 향하면 허리를 펴기 좀 더 쉽다.

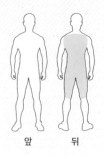

앞   뒤

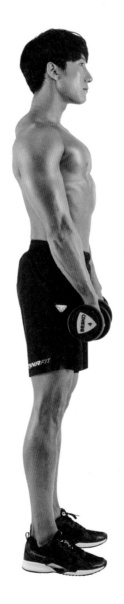

2 덤벨을 최대한 몸에 붙여 허리와 엉덩이 주변 근육의 힘으로 들어 올렸다가 천천히 내려 1번 동작으로 돌아온다. 1~2번 동작을 반복한다.

벤트 오버 덤벨 로우

덤벨은 바벨보다 가동범위가 넓어 이완과 수축의 범위가 커서 등 근육을 효과적으로 발달시킬 수 있다.

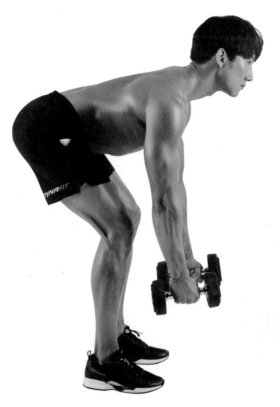

1 바로 서서 양발을 골반너비로 벌리고 뉴트럴그립으로 덤벨을 잡는다. 바닥과 평행이 되거나 약간 높을 때까지 상체를 숙이고 무릎은 살짝 구부린다. 이때 시선은 앞을 향한다. 동작 내내 등이 굽지 않도록 주의한다.

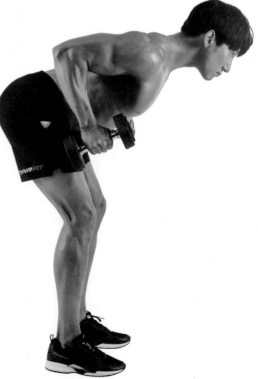

2 양쪽 견갑골(날개뼈)을 조인다는 느낌으로 덤벨을 옆구리 쪽으로 당겼다가 천천히 내려 1번 동작으로 돌아온다. 1~2번 동작을 반복한다.

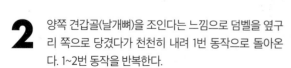

152

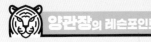

양관장의 레슨포인트

운동 내내 상체가 흔들리지 않게 집중하고 허리와 등이 굽지 않도록 주의한다. 덤벨을 당기고 내
릴 때 손목을 회전하면 등의 분리도가 더 높아져 조각 같은 등 근육을 얻을 수 있다.

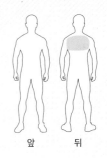

앞   뒤

응용 동작

그립과 몸의 각도만 다를 뿐 모든 동작의 과정은 동일한다.

언더그립

상체를 약간 세워 언더그립
으로 동작하면 등하부가 발
달된다.

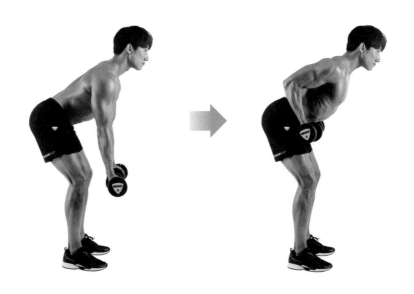

오버그립

바닥과 수평이 될 때까지 상
체를 숙여 오버그립으로 동
작하면 등상부가 발달된다.

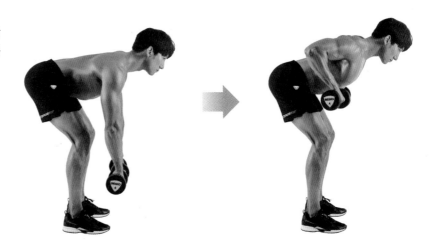

153

15

원암 덤벨 로우

역삼각형 등 라인을 결정하는 광배근과 대원근을 자극하는 것은 물론, 등의 중하부를 강하게 수축해 볼륨
과 라인이 살아 있는 섬세한 등을 만들 수 있다.

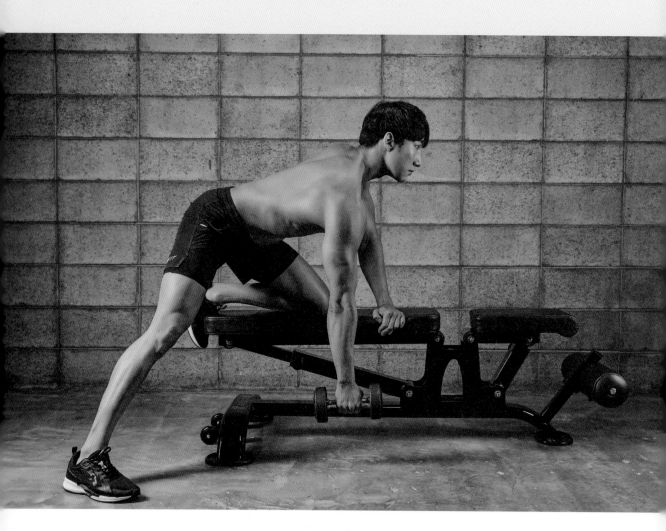

1 한 손은 뉴트럴 그립으로 덤벨을 잡고 다른 쪽 손과 무릎은 벤치에 얹어 등을 지탱하
도록 한다. 등을 곧게 펴 바닥과 수평을 이루게 하거나 엉덩이를 뒤꿈치 쪽으로 내려
상체가 약간 높아도 된다. 덤벨을 최대한 바닥으로 내려 등 근육을 이완시킨다.

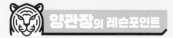

양관장의 레슨포인트

동작 내내 허리와 등을 곧게 편다. 덤벨을 당기고 내릴 때 손목을 회전하면 등의 분리도가 훨씬 더 높아져 조각 같은 등 근육을 얻을 수 있고, 마무리할 때 상체를 약간 옆으로 비틀면 운동 강도를 높일 수 있다.

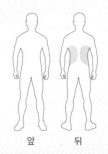

앞   뒤

2 덤벨을 옆구리 쪽으로 최대한 당겼다가 천천히 내려 1번 자세로 돌아온다. 1~2번 동작을 반복한다.

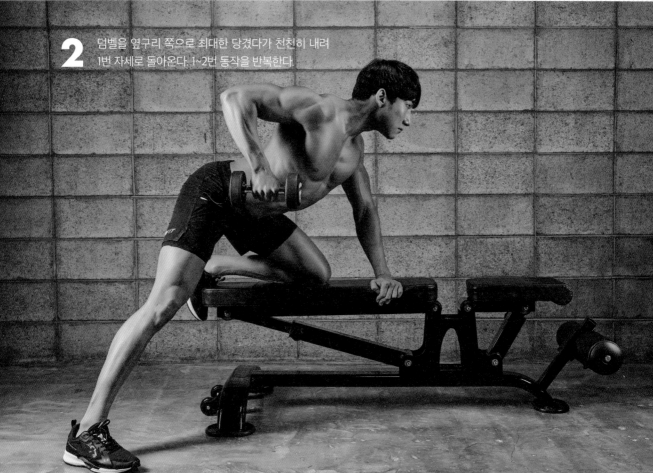

응용 동작

몸의 각도만 다를 뿐 모든 동작의 과정은 동일하다.

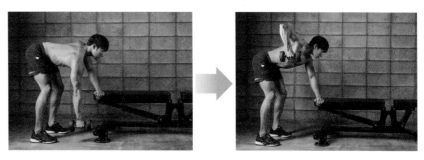

몸이 벤치와 수평이 된 상태에서 덤벨을 가슴 옆으로 올리면 등의 중상부에 자극이 오고, 엉덩이가 내려가고 상체가 올라간 상태에서 덤벨을 옆구리 쪽으로 당기면 등의 중하부로 자극이 온다.

155

등
16

덤벨 리버스 플라이

덤벨을 들어 올리며 등의 중심부를 강하게 수축하는 운동이다. 가슴을 모아주는 것처럼 등 근육을 강하게 모아주기 때문에 상체의 자세를 바로잡아줄 수 있다. 두툼한 등 근육은 물론 볼륨감 넘치는 강한 남자의 등을 완성할 수 있다.

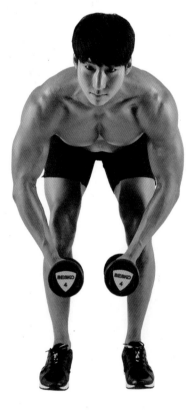

1 바로 서서 양발을 어깨너비로 벌리고 무릎은 약간 구부린다. 바닥과 수평이 될 때까지 상체를 숙이고 뉴트럴그립으로 덤벨을 잡아 정강이 앞에 둔다.

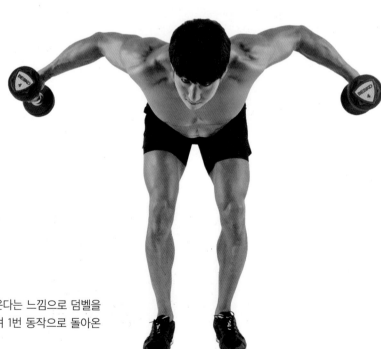

2 팔꿈치를 등 가운데로 모은다는 느낌으로 덤벨을 들어 올렸다가 천천히 내려 1번 동작으로 돌아온다. 1~2번 동작을 반복한다.

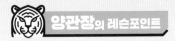 **양관장의 레슨포인트**

벤트 오버 자세는 허리가 안 좋아 동작을 제대로 하지 못하는 사람이 많다. 허리를 곧게 펴고 코어로 잘 버텨라! 더 이상 반복을 못할 때는 반동을 이용해 횟수를 증가하는 것도 나쁘지 않다.

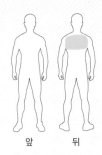

앞   뒤

응용 동작

그립과 손목의 각도만 다를 뿐 모든 동작의 과정은 동일하다.

오버그립

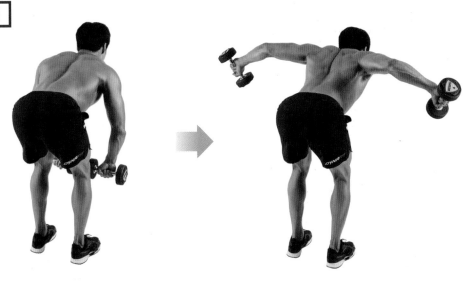

새끼손가락이 위로 올라오게 동작하면 손목의 각도가 높아져 등의 중심부에 더 자극이 된다.

하체
Low body

'하체부심' 따위는 접어두고
진짜 자신이 원하는 하체를 만들어라

두껍고 단단한 하체에서 남성미를 찾는 시절은 이제 한물 간 거 아니냐고 말하는 사람들이 부쩍 늘었다. 스키니 핏이 대세인 요즘, 아이돌이나 배우들 역시 상체 운동에 더 집중하고 하체 운동은 그저 상체와 밸런스를 맞추는 정도로만 진행하는 것도 사실이다. 하지만 여전히 말 근육처럼 두툼하고 찰진 허벅지를 가진 이들이 하체에 대한 강한 자부심을 가지고 있고 또 그걸 부러워하는 이들이 꽤 많은 걸 보면 그래도 아직까지는 남자의 상징이 하체임을 부정할 수는 없다. 그도 그럴 것이 하체 운동을 하면 남성호르몬 분비가 늘어나기 때문에 근육의 형성도가 좋아지고 근력과 지구력도 강해진다. 그래서 한편으로는 절대 포기할 수 없는 운동이 바로 하체 운동이기도 하다.

두껍고 탄탄한 하체와 슬림하게 쭉 뻗은 하체 중 어느 것을 더 추천한다고 말할 수는 없다. 다만 두꺼운 하체가 좋다고 해서 하체 운동에만 집착하거나, 슬림한 하체를 선호한다고 해서 하체 운동을 아예 실시하지 않는 것은 옳지 않다. 목적성에 맞는 운동을 선택해 상체와 하체의 밸런스를 맞춰야 건강하고 매력적인 몸을 만들 수 있다.

전방위적인
하체 운동을 모았다

전방위적으로 하체를 훈련할 수 있는 열세 가지 동작들을 모아두었다. 상체에 맞춰 하체를 발달시켜 밸런스를 맞춰주는 핵심 운동들이 포함되어 있고, 하체를 슬림하게 만들면서도 탄력을 높일 수 있는 운동, 하체를 고강도로 단련해 사이즈를 키우면서 근력과 지구력을 높일 수 있는 운동, 하체의 앞뒤와 위아래를 모두 아우를 수 있는 운동들까지 모두 포함되어 있다.

따라서 자신이 원하는 하체 스타일에 맞는 운동을 한다면 얼마든지 다양하게 하체 근육을 디자인할 수 있다. 만약 상체와의 밸런스를 맞춰 하체도 두껍고 강하게 키우고 싶다면 근육의 사이즈를 늘리는 '백 풀 스쿼트'나 '바벨 핵 스쿼트'를 반복하면 된다. 상체와의 밸런스를 맞춰주지만 근육을 키우기 싫다면 '점핑 스쿼트'를 집중적으로 운동해도 좋다. 슬림하지만 하체의 분리도를 높여 섬세하게 갈라진 하체 근육을 만들고 싶다면 '점핑 스쿼트'와 '워킹 런지'를 반복하면 하체의 분리도를 훨씬 더 높일 수 있다.

하체의 구조부터 파악하라

허벅지의 앞과 뒤에 붙어 있는 대퇴사두근과 햄스트링은 신체에서 가장 큰 근육 중 하나이다. 큰 근육을 사용하기 때문에 하체 운동은 소모되는 칼로리도 많으며 그만큼 잘 단련된 하체 근육을 가지고 있으면 대사량도 증가한다. 허벅지의 대퇴사두근과 햄스트링, 종아리의 비복근과 가자미근, 전경골근은 다리의 움직임을 주관하는 근육으로 일상생활에 있어 매우 중요한 근육이다.

대퇴사두근

우리가 흔히 허벅지라고 부르는 대퇴부는 전면에 네 가지 근육이 자리하고 있어 대퇴사두근이라고 부른다. 대퇴사두근은 골반에서 무릎까지 연결되어 무릎을 구부리거나 펴는 등 다리의 움직임을 주관한다. 허벅지 앞쪽의 대퇴사두근은 우

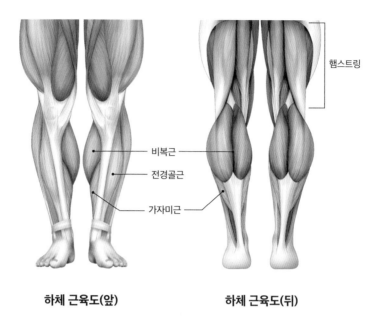

하체 근육도(앞)　　　　**하체 근육도(뒤)**

리 몸의 가장 큰 근육으로, 꾸준히 운동하면 대사량을 높일 수 있는 부위이다. 대퇴사두근의 대표적인 운동으로는 '레그 익스텐션', '스쿼트', '런지' 등이 있다.

햄스트링

허벅지의 뒤쪽 부분에 자리하고 있는 햄스트링은 동작을 멈추거나 속도를 줄이거나 방향을 전환하는 역할을 한다. 때문에 많이 뛰어야 하는 종목의 운동선수들에게서 부상이 잘 나타나는 부위이기도 하다. 엉덩이부터 무릎 관절을 연결하는 네 가지 근육으로 이루어져 있고, 대퇴사두근과 마찬가지로 앉거나 일어서거나 무릎을 굽히거나 펼 때 작용한다. 대표적인 운동법으로 '스쿼트', '런지' 등이 있다.

비복근·가자미근

종아리 뒤쪽으로 불룩한 모양으로 자리잡은 근육을 비복근이라고 하고, 그보다 깊은 곳에 양쪽으로 가자미근이 있다. 사람에 따라 크기나 길이가 다양한 비복근과 가자미근은 발목을 펴는 운동을 주관하기 때문에 걷기 운동의 대표적인 근육이라 할 수 있다. 두 갈래의 비복근과 가자미근을 합쳐 하퇴삼두근이라고 하기도 한다. 대표적인 운동으로는 '스탠딩 카프 레이즈'가 있는데, 종아리의 최대 수축과 이완에 집중해 동작하면 볼륨감 있는 하퇴삼두근을 만들 수 있다.

전경골근

전경골근은 정강이 뼈 앞부분을 차지하고 있는 근육을 말한다. 주로 발목을 구부리는 동작에서 사용되는 근육으로 등산을 하거나 계단을 오를 때 피로를 많이 느끼는 부위다. 비복근, 가자미근과 마찬가지로 발목의 운동에 동원되기 때문에 걷기 운동의 대표적인 근육이라 할 수 있다. 발의 앞쪽을 들어 올리는 '리버스 카프 레이즈'는 전경골근을 강화시키는 대표적인 운동법이다.

부위별 목표에 따라
운동법을 선택한다

하체 전체

하체 전체의 사이즈와 함께 근지구력, 근력을 키우도록 한다. '백 풀 스쿼트'는 하체의 사이즈를 키울 수 있는 운동이고, '점핑 스쿼트'는 허벅지에 자극을 줘 하체를 탄탄하게 만드는 데 좋은 운동이다.

추천 백 풀 스쿼트(p.168), 점핑 스쿼트(p.166)

허벅지 안쪽

허벅지의 안쪽 근육을 키워 강력한 하체 힘을 기른다. '와이드 스쿼트'는 앉았을 때 버티는 운동으로 하체의 뒷부분에서 안쪽에 자리하고 있는 근육을 강력하게 키우는 운동이다. 허벅지 뒤쪽 라인을 형성하면서 스태미나를 향상시킬 수 있다.

추천 와이드 스쿼트(p.171)

허벅지 앞쪽

허벅지 앞쪽의 볼륨감을 향상시켜 탄탄하면서도 볼륨 있는 허벅지를 만든다. '얼터네이트 런지'는 무게 중심을 몸 앞쪽에 두기 때문에 대퇴부의 앞쪽을 강하게 단련하는 동작이다.

추천 얼터네이트 런지(p.180)

허벅지 바깥쪽

엉덩이에서 허벅지로 이어지는 바깥 라인을 탄탄하게 형성해 매력적인 허벅지 라인을 만든다. '프론트 스쿼트'와 '오버헤드 스쿼트'는 대표적인 하체 운동이다. 하지만 그냥 무조건 앉았다 일어난다는 느낌보다는 고관절의 느낌을 잘 잡아서 허벅지의 외측두가 자극 받는다는 느낌으로 동작을 반복해야 한다.

추천 프론트 스쿼트(p.174), 오버헤드 스쿼트(p.172)

종아리

비복근의 분리도를 높이고 확장시켜 탄탄한 종아리 근육을 만들도록 한다. '스탠딩 카프 레이즈'는 비복근을 확장시키면서 선명하게 분리도를 높일 수 있는 운동이다. 부상의 위험이 없어 효과적으로 종아리를 키울 수 있다.

추천 스탠딩 카프 레이즈(p.184)

핵심 포인트

1 하체 운동을 할 때는 고중량을 다루거나 앉았다 일어나는 동작이 많기 때문에 관절이나 인대에 부상을 입기 쉽다. 반드시 운동 전 충분한 스트레칭을 해줘야 한다.

2 런지나 스쿼트 동작 시 무릎과 발끝은 같은 방향을 향해야 관절에 무리가 없다.

3 고중량을 들어 올리는 운동은 아무래도 허리에 무리가 가기 때문에 처음에 실시할 때는 저중량 반복 운동을 통해 균형 감각을 높이도록 한다.

4 런지 동작을 할 때 구부린 무릎이 발끝을 넘어 앞으로 나가지 않도록 주의한다.

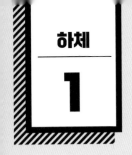

에어 스쿼트

하체 운동의 꽃으로 불릴 만큼 가장 기본적이면서도 필수적인 동작이다. 전신 근력을 향상시킬 수 있고 특히 대퇴사두근, 대퇴이두근, 대둔근에 효과적이다. 엉덩이가 내려가는 위치에 따라 쿼터, 하프, 풀 스쿼트로 나뉜다.

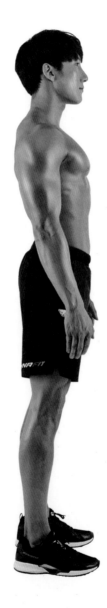

1 바로 서서 양발은 어깨너비로 벌리고 발끝은 약간 바깥쪽을 향하게 한다.

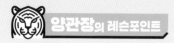

양관장의 레슨포인트

무릎이 벌어지거나 안으로 들어가지 않게 발끝과 항상 같은 방향이 되도록 집중한다. 머리를 숙이면 등 근육의 개입이 늘어나면서 부상의 위험이 있으니 머리를 들어 정면을 바라본다.

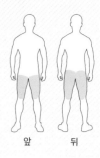

앞   뒤

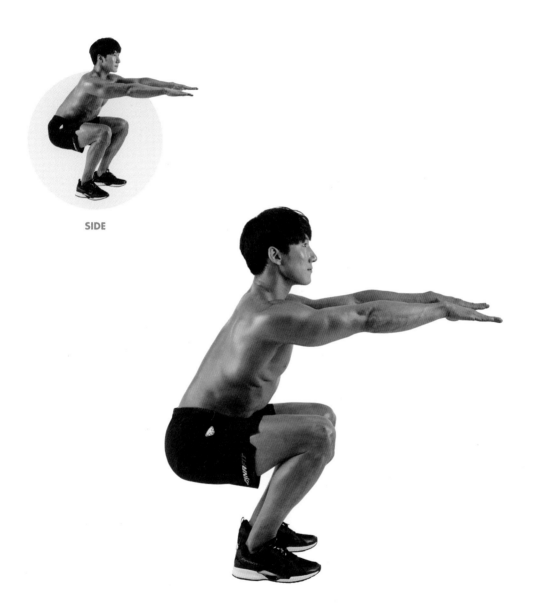

SIDE

2 양팔은 어깨 높이로 곧게 펴고 엉덩이를 뒤로 빼며 천천히 앉았다가 올라오며 1번 동작으로 돌아온다. 동작 내내 허리가 굽지 않도록 주의한다. 1~2번 동작을 반복한다.

165

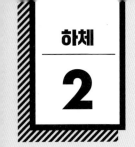
점핑 스쿼트

스쿼트를 하면서 점프하는 동작이 더해져 더 많은 근신경과 근섬유를 자극한다. 특히 착지 동작에서 충격을 흡수하기 위해 하체의 근육이 더 많이 동원되어 하체의 탄력이 좋아지고 순발력과 민첩성 등 기초체력이 향상된다.

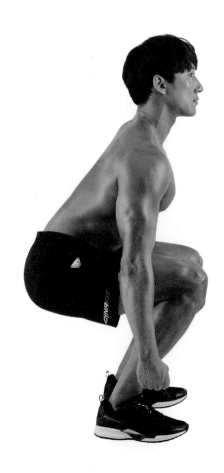

1 양발은 어깨너비보다 넓게 벌리고 엉덩이를 뒤로 빼며 앉아 스쿼트 자세를 취한다.

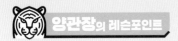

양관장의 레슨포인트

착지와 동시에 무릎을 구부려 무릎의 충격과 부상을 방지한다. 머리를 숙이지 않게 주의하며 최대한 몸의 균형을 맞춘다.

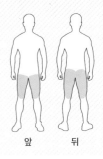

앞   뒤

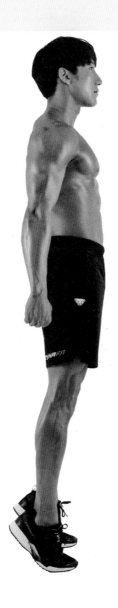

2 가슴을 활짝 펴고 최대한 높이 점프했다가 무릎을 굽혀 1번 동작으로 천천히 돌아온다. 1~2번 동작을 반복한다.

백 풀 스쿼트

엉덩이가 내려가는 위치에 따라 쿼터, 하프, 풀 스쿼트로 나뉘는데, 엉덩이가 내려갈수록 대퇴사두근, 대퇴이두근, 대둔근이 더욱 발달된다. 어깨에 바벨을 올려놓고 동작하면 무거운 무게를 지탱해 더 탄력있는 하체를 만들 수 있다.

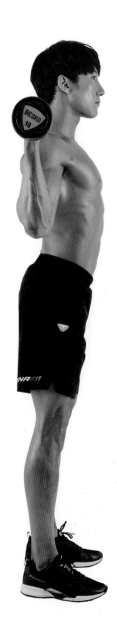

1 바로 서서 양발은 어깨너비보다 넓게 벌리고 발끝은 약간 바깥쪽을 향하도록 한다.
오버그립으로 바벨을 잡아 머리 뒤로 넘겨 어깨 위에 둔다.

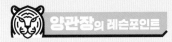

상체가 앞으로 기울지 않도록 주의하면서 흉곽을 긴장시킨다. 복부 전체에 힘을 주어 중심을 잡고 등과 허리를 곧게 펴야 허리부상을 방지할 수 있다.

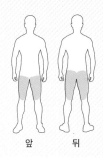

앞   뒤

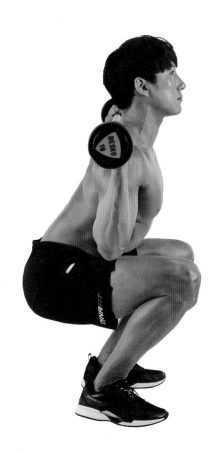

2 엉덩이를 뒤로 빼며 천천히 앉았다가 발뒤꿈치가 바닥에서 떨어지지 않게 밀면서 올라와 1번 동작으로 돌아온다. 1~2번 동작을 반복한다.

응용 동작

무릎의 각도만 다를 뿐 모든 동작의 과정은 동일하다. 풀 스쿼트가 중급자 이상을 위한 운동이라면 하프 스쿼트와 쿼터 스쿼트는 초보자를 위한 운동이다. 와이드 스쿼트는 허벅지 안쪽을 키우는 데 효과적이다.

하프 스쿼트

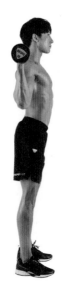 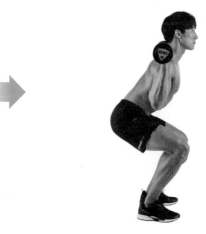

바로 서서 양발은 어깨너비보다 넓게 벌리고 발끝은 약간 바깥쪽을 향하도록 한다. 오버그립으로 바벨을 잡아 머리 뒤로 넘겨 어깨 위에 둔다.

엉덩이를 뒤로 빼며 무릎을 1/2만 굽혀 천천히 앉았다가 발뒤꿈치가 바닥에서 떨어지지 않게 밀면서 올라와 1번 동작으로 돌아온다.

쿼터 스쿼트

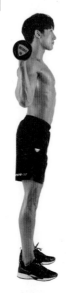 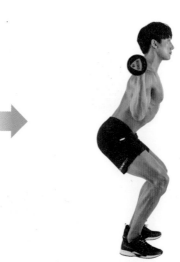

바로 서서 양발은 어깨너비보다 넓게 벌리고 발끝은 약간 바깥쪽을 향하도록 한다. 오버그립으로 바벨을 잡아 머리 뒤로 넘겨 어깨 위에 둔다.

엉덩이를 뒤로 빼며 무릎을 1/4만 굽혀 천천히 앉았다가 발뒤꿈치가 바닥에서 떨어지지 않게 밀면서 올라와 1번 동작으로 돌아온다.

와이드 스쿼트

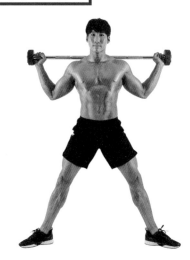

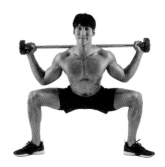

바로 서서 양발은 어깨너비 보다 넓게 벌리고 발끝은 약간 바깥쪽을 향하도록 한다. 오버그립으로 바벨을 잡아 머리 뒤로 넘겨 어깨 위에 둔다.

엉덩이를 뒤로 빼며 허벅지가 무릎보다 밑으로 올 때까지 천천히 앉았다가 올라와 1번 동작으로 돌아온다.

오버헤드 스쿼트

일반 스쿼트에 비해 강도 높은 하드 트레이닝으로, 다이어트가 목적인 사람이라면 반드시 해야 하는 동작이다. 대퇴사두근, 엉덩이 근육인 대둔근, 허벅지 뒤쪽 근육인 대퇴이두근에 효과적이고 머리 위로 바벨을 들고 자세를 유지해 상체 전반의 근육 발달에 도움이 되므로 몸 전체의 균형 감각을 기를 수 있다.

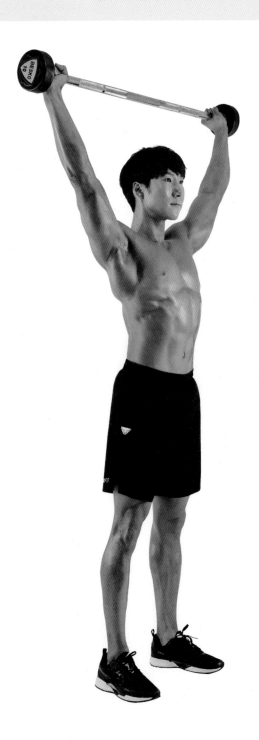

1 바로 서서 양발은 어깨너비만큼 벌리고 발끝은 약간 바깥쪽을 향하게 한다. 오버그립으로 바벨을 잡고 팔을 뻗어 머리 위로 올린다.

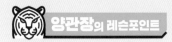

양관장의 레슨포인트

머리 위로 올린 바벨이 앞으로 기울거나 뒤로 넘어가지 않도록 주의한다. 근육의 긴장을 위해 팔꿈치를 완전히 펴지 말고 살짝 구부린다.

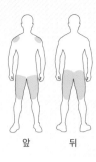

앞   뒤

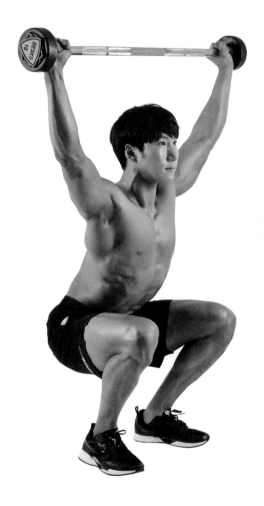

2 엉덩이를 뒤로 빼며 천천히 앉아 스쿼트 자세를 취했다가 올라와 1번 동작으로 돌아온다. 1~2번 동작을 반복한다.

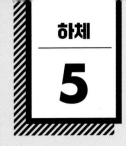

5 프론트 스쿼트

바벨을 어깨 위에 올리고 동작을 반복하기 때문에 상체를 구부리지 않고 등을 항상 곧게 유지할 수 있다. 그 때문에 풀 스쿼트임에도 허리 부담이 조금은 줄어들게 된다. 대둔근과 대퇴부 후면을 발달시키는 데 효과적이고 특히 대퇴사두근에 강한 자극을 줄 수 있다.

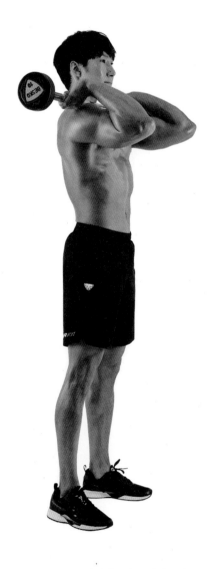

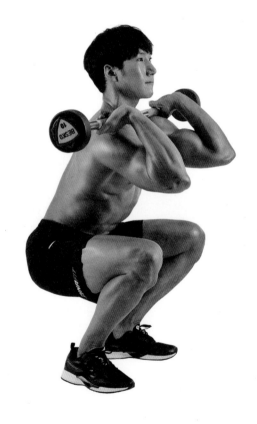

1 바로 서서 양발은 어깨너비만큼 벌리고 발끝은 약간 바깥쪽을 향하게 한다. 오버그립으로 바벨을 잡고 손목을 몸쪽으로 완전히 꺾어 바벨을 어깨 위에 둔다.

2 엉덩이를 뒤로 빼며 천천히 앉아 스쿼트 자세를 취했다가 올라와 1번 동작으로 돌아온다. 이때 상체를 숙이지 말고 어깨 위에 올린 바벨도 그대로 유지한다. 1~2번 동작을 반복한다.

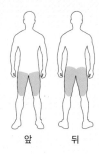

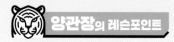

고중량은 허리에 무리가 가므로 저중량 반복 운동을 통해 균형 감각을 높이는 것이 좋다. 항상 시선은 정면을 향하고 등을 곧게 유지하도록 한다.

응용 동작

그립만 다를 뿐 모든 동작의 과정은 동일하다.

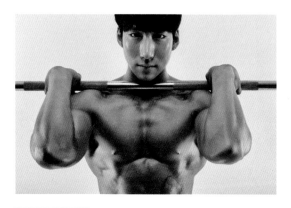

클린그립

손과 어깨에 바벨이 걸쳐있어 안정적으로 동작할 수 있다. 클린그립이란 바벨을 오버그립으로 잡은 상태에서 손을 어깨 바깥쪽으로 두고 랙(rack)자세를 취하는 것이다.

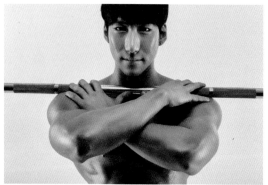

엑스그립

손목 컨트롤이 어려운 초보자에게 추천한다. 어깨에 바를 올리고 운동하기 때문에 더 쉽게 운동할 수 있으나 바가 고정되어있지 않아 바의 무게가 올라갈수록 안정적이지는 못하다.

바벨 핵 스쿼트

대퇴사두근과 대퇴이두근, 척추기립근, 비복근을 강화하는 운동으로 일반 스쿼트보다 조금 더 하체에 집중된 운동이다.

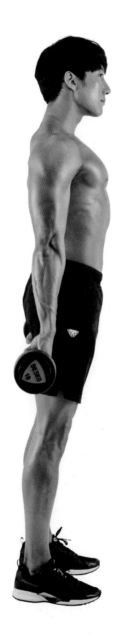

1 바로 서서 양발은 어깨너비만큼 벌리고 발끝은 약간 바깥쪽을 향하게 한다. 오버그립으로 바벨을 잡아 엉덩이 하부에 둔다.

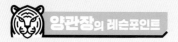

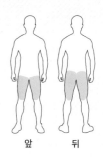

앞　　뒤

바벨을 뒤에 두어 초보자들은 뒤로 넘어갈 위험이 있으므로 밸런스를 잘 맞춰야한다.

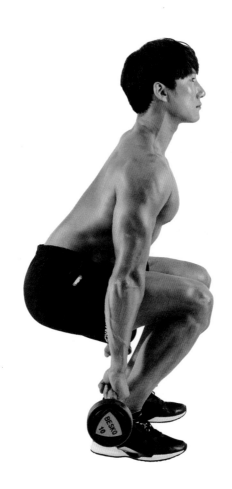

2 엉덩이를 뒤로 빼며 천천히 앉아 스쿼트 자세를 취한다. 바벨은 몸에서 떨어지지 않도록 붙여 발목까지 내린다. 발꿈치가 바닥에서 떨어지지 않게 밀면서 올라와 1번 동작으로 돌아온다. 1~2번 동작을 반복한다.

고정 런지

대둔근과 대퇴사두근을 집중적으로 발달시키는 동작으로, 보폭을 달리해서 운동 효과에 변화를 줄 수 있다. 좁은 보폭으로 실시하면 대퇴사두근을 집중 단련할 수 있고, 넓은 보폭으로 실시하면 대둔근을 집중 단련할 수 있다.

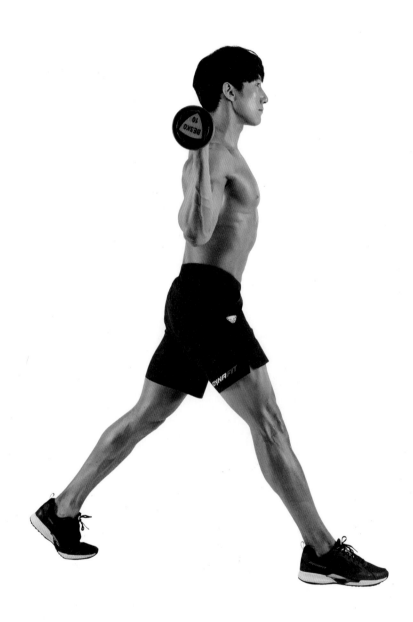

1 바로 서서 양발은 약간만 벌리고 한쪽 발을 뒤로 멀리 뻗는다.

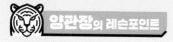

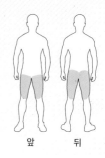

앞   뒤

양관장의 레슨포인트

한쪽 다리 운동을 반복한 후 반대쪽을 운동하는 고정 런지는 무게 중심을 뒤에 두고 운동해야 하므로 몸을 앞으로 숙이거나 앞에 있는 발의 뒤꿈치가 들리지 않도록 주의해야 한다.

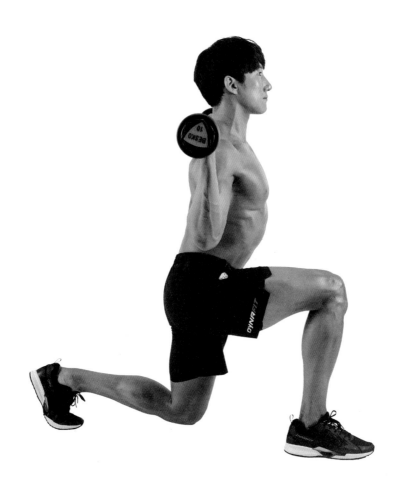

2 앞쪽 다리의 허벅지가 바닥과 수평이 되도록, 뒤쪽 다리가 바닥에 닿기 직전까지 몸을 천천히 내렸다가 뒤쪽 다리에 힘을 주며 올라와 1번 동작으로 돌아온다. 1~2번 동작을 반복한다.

얼터네이트 런지

동일한 하나의 세트에서 다리를 번갈아가며 실시하는 운동이다. 대둔근과 대퇴사두근에 효과적인 동작으로, 보폭을 달리해서 운동효과에 변화를 줄 수 있다. 좁은 보폭으로 실시하면 대퇴사두근을 집중 단련할 수 있고, 넓은 보폭으로 실시하면 대둔근을 집중 단련할 수 있다.

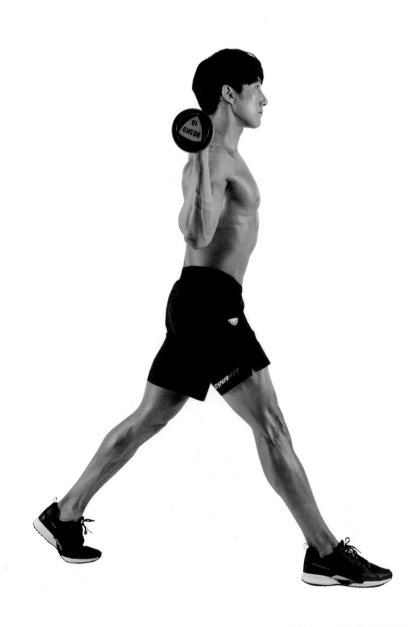

1 바로 서서 한쪽 발을 뒤로 멀리 뻗는다. 오버그립으로 바벨을 잡고 머리 뒤로 넘겨 어깨 위에 둔다.

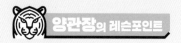양관장의 레슨포인트

내딛는 앞쪽 다리에 집중하고 뒤에 있는 다리는 균형을 잡는 역할을 해야 한다.

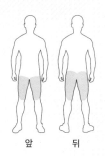

앞   뒤

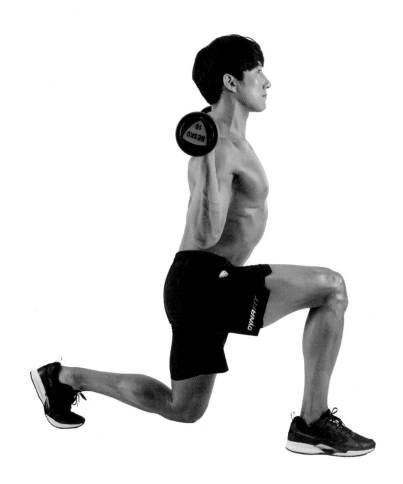

2 앞쪽 다리의 허벅지가 바닥과 수평이 되도록, 뒤쪽 다리가 바닥에 닿기 직전까지 몸을 천천히 내렸다가 뒤쪽 다리에 힘을 주며 올라와 1번 동작으로 돌아온다. 1~2번 동작을 반복한다.

워킹 런지

양쪽을 번갈아 실시하는 얼터네이트 런지를 앞으로 걸어 나가며 하는 운동이다. 유산소성 근력 운동으로 한 가지 동작에서 유산소 운동과 근력 운동의 효과를 동시에 얻을 수 있는 장점이 있다. 대둔근과 대퇴사 두근에 집중적으로 작용하며 체지방을 연소시키는 효과까지 있다.

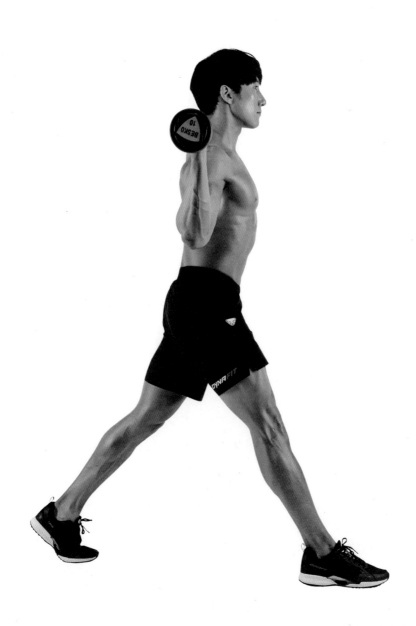

1 바로 서서 한쪽 발을 뒤로 멀리 뻗는다. 오버그립으로 바벨을 잡고 머리 뒤로 넘겨 어깨 위에 둔다.

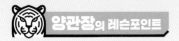

앙관장의 **레슨포인트**

앞쪽에 내디딘 다리의 무릎이 발끝을 벗어나지 않도록 주의한다.

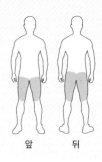

앞   뒤

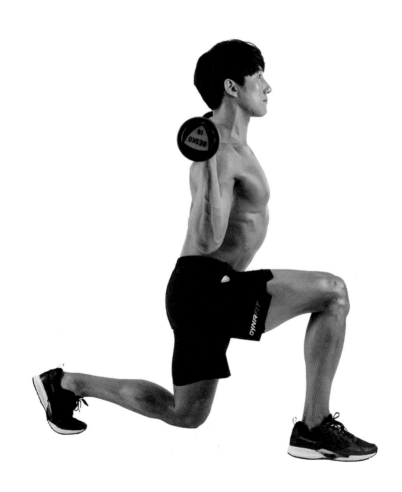

2 앞쪽 다리의 허벅지가 바닥과 수평이 되도록, 뒤쪽 다리가 바닥에 닿기 직전까지 몸을 천천히 내렸다가 뒤쪽 다리에 힘을 주며 올라와 1번 동작으로 돌아온다. 1~2번 동작을 반복한다.

스탠딩 카프 레이즈

하루에도 수백, 수천 번씩 우리의 체중을 지탱하는 매우 강력한 근육인 하퇴삼두근을 단련하는 운동이다.
동작을 따라하다 보면 곧 터질 듯, 탄탄한 종아리 근육을 만들게 될 것이다.

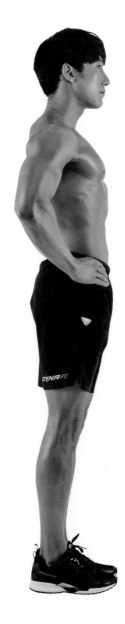

1 바로 서서 양손은 허리에 둔다.

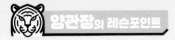

발 앞부분을 바깥쪽으로 벌리면 종아리 안쪽에, 안쪽으로 모으면 종아리 바깥 근육 자극에 효과적이다.

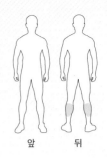

앞   뒤

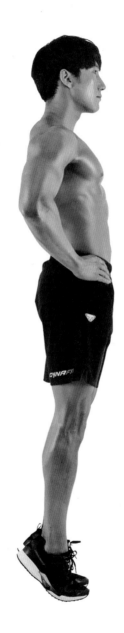

2 무릎을 살짝 구부려 뒤꿈치를 최대한 들어 올렸다가 천천히 내려 1번 동작으로 돌아온다. 1~2번 동작을 반복한다.

덩키 카프 레이즈

종아리 운동을 아무리 열심히 해도 근육이 커지지 않는다면 무거운 중량으로 종아리 근육에 자극을 줘보는 것도 좋다. 하퇴삼두근은 매우 강력한 근육이므로 쪼이는 듯한 근육통이 느껴질 정도로 하드 트레이닝하는 것이 효과적이다. 고반복 하다 보면 남성미 넘치는 종아리 근육을 만들 수 있다.

1 허리 높이의 테이블에 상체를 숙여 지탱하고 엉덩이에 파트너를 태운다.

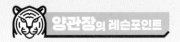
저항에 익숙해져 있는 종아리 근육은 무거운 중량과 많은 반복으로 훈련해야 자극을 줄 수 있다.

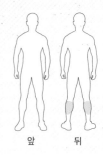

앞   뒤

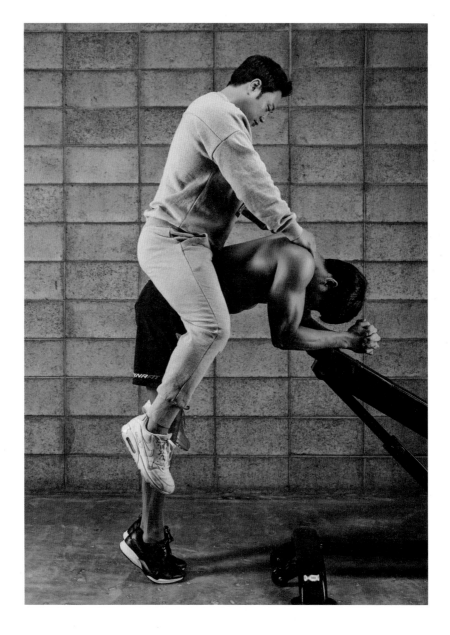

2 무릎을 살짝 구부려 뒤꿈치를 최대한 들어 올렸다가 천천히 내려 1번 동작으로 돌아
온다. 1~2번 동작을 반복한다.

시티드 카프 레이즈

흔히 앉아서 하는 종아리 운동은 많이 하지 않는 편인데 가자미근이 발달해야 종아리의 모양과 크기가 좋아진다. 종아리의 전체적인 발달을 원한다면 이 동작을 반드시 포함해야 한다.

1 의자 끝에 바로 앉아 종아리가 바닥과 수직이 되도록 다리를 모은다. 뉴트럴그립으로 덤벨을 잡아 허벅지 위에 둔다.

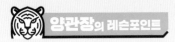
고중량으로 고반복해도 허리에 무리가 가지 않기 때문에 안정된 자세로 하드 트레이닝이 가능하다. 주저하지 말고 고중량에 도전하라. 특히 종아리가 얇아 고민인 사람은 스탠딩 카프 레이즈보다 시티드 카프 레이즈를 많이 해서 종아리 안쪽 근육을 키울 것!

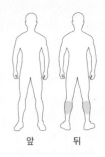

앞   뒤

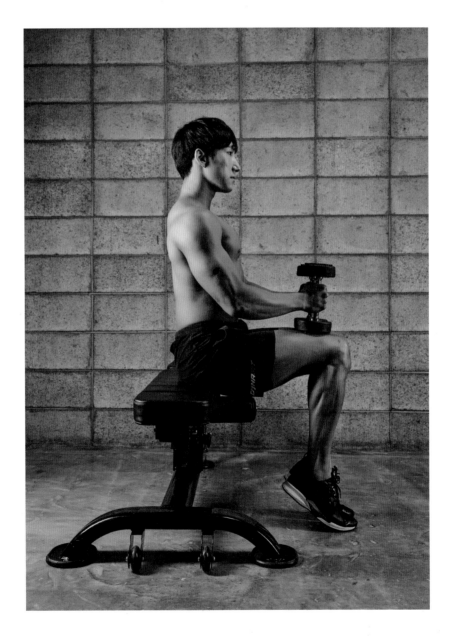

2 뒤꿈치를 최대한 높이 들어 올렸다가 천천히 내려 1번 동작으로 돌아온다. 1~2번 동작을 반복한다.

리버스 카프 레이즈

종아리 후면의 하퇴삼각근을 단련하는 카프 레이즈가 탄탄하고 볼륨감 있는 종아리를 만드는 운동이라면, 리버스 카프 레이즈는 종아리 앞쪽에 위치한 전경골근을 자극해 매끈한 종아리를 만들 수 있는 운동이다.

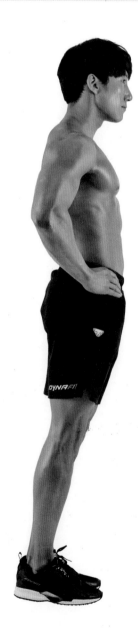

1 다리를 약간만 벌려 바로 선다.

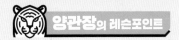

양관장의 레슨포인트

동작 내내 몸이 흔들리지 않도록 균형을 잘 잡는다.

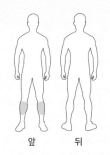

앞   뒤

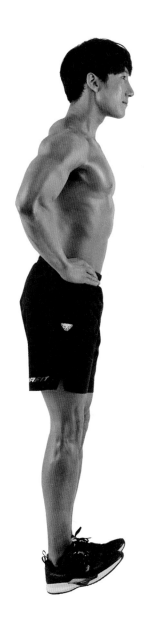

2 무릎을 살짝 구부려 발 앞부분을 최대한 들어 올렸다가 천천히 내려 1번 동작으로 돌아온다. 1~2번 동작을 반복한다.

남성다운 매력을 드러낼 수 있는 부위

팔
Arms

적당한 볼륨과 탄탄함으로
경계를 살린 팔을 만든다

  탄탄한 가슴과 넓은 어깨는 일상에서 오로지 그 실루엣만으로 매력을 어필할 수 있다. 하지만 볼륨 있는 강인한 팔, 경계선이 선명하게 드러나는 탄탄한 팔은 반쯤 걷어 올린 소매나 타이트한 반소매 셔츠를 입었을 때 즉각적으로 매력을 드러낼 수 있는 부위다. 짧은 소매 아래로 드러나는 우람한 팔은 그 어떤 명품시계보다 매력적이다.

  하지만 팔은 단순하게 강인함과 듬직함을 드러내는 신체 부위로서만 그 의미가 있는 것이 아니다. 일상에서 각종 상해를 방지하는 역할을 가장 잘 수행하는 신체 부위이기도 하고, 상하체 근육을 발달시키기 위한 보조자로서 가장 많은 역할을 수행하는 것도 바로 팔이다. 때문에 멋진 몸매를 완성시킴과 동시에 일상에서의 안전을 보장받기 위해서라도 팔 운동을 게을리해서는 안 된다.

팔의 여러 근육을 균형감 있게
발달시킬 수 있는 최적의 운동을 모았다

  이두근 운동은 대표적으로 '컬'이란 동작으로 이루어져 있다. 컬 동작은 팔을 접었다 폈다 하면서 팔의 앞쪽 근육을 단련하는 운동법이다. 이를 통해 장두와 단두로 이루어진 이두근을 단련하는 것은 물론 이두근 외측을 이루고 있는 상완근, 팔의 아랫부분에 자리하고 있는 전완근까지 발달시킬 수 있다. 삼두근 운동은 '익스텐션'과 '프레스' 등의 동작으로 이루어져 있는데, 팔을 밀거나 펴는 동작을 하면서 팔의 뒤쪽 근육을 단련하는 운동법이다. 이는 상완삼두근의 볼륨을 키우거나 부수적으로 가슴이나 어깨를 동시에 발달시킬 수도 있다.

팔 운동에 소개된 열여섯 가지 운동은 탄탄하면서도 경계가 뚜렷하게 살아 있는 팔 근육을 만들기 위한 최적의 운동법을 제시하고 있다. 뿐만 아니라 팔의 앞, 옆, 뒤, 안쪽까지 모두 고르게 발달시킬 수 있고 상완과 전완부를 균형감 있게 발달시킬 수 있어 신체 밸런스를 잘 맞춰줄 수 있는 운동들이다.

전방위적으로 팔을 훈련하며 근육의 전체적인 사이즈를 증가시키면서 그 경계가 명확하게 드러나도록 컷팅해주는 과정은 반드시 필요하다. 주로 덤벨을 이용해 너무 무겁지 않은 중량으로 고반복 진행을 하면 근육의 섬세함을 높일 수 있다. 팔의 사이즈를 키우면서 경계를 명확히 해줘야 팔이 더 볼륨감 있게 보이면서 강인함을 더할 수 있다. 그래야 굳이 팔에 과하게 힘을 주지 않아도 전면에서 봤을 때 입체적인 볼륨감이 느껴지는 멋진 팔을 완성할 수 있다.

팔의 구조부터
파악하라

팔은 우리 신체에서 가장 다양한 운동을 수행하는 부위다. 그뿐만 아니라 가슴 운동, 어깨 운동, 하체 운동 등 거의 모든 운동을 할 때 동원되는 부위이기 때문에 매우 중요한 신체 부위라 할 수 있다. 꾸준한 운동을 통해 근육과 인대를 발달시키면 외적인 미와 함께 다른 운동의 수행 능력까지도 향상시킬 수 있다.

상완이두근

팔 윗부분의 앞쪽에 있는 이두근은 근육의 머리가 두 갈래로 나뉘어져 있어 이렇게 이름 붙여졌다. 상완이두근은 세부적으로 바깥쪽에 장두가 있고 안쪽에 단두가 있다. 주로 팔을 구부리거나 안쪽으로 회전시킬 때 작용하는 근육이다. 상완이

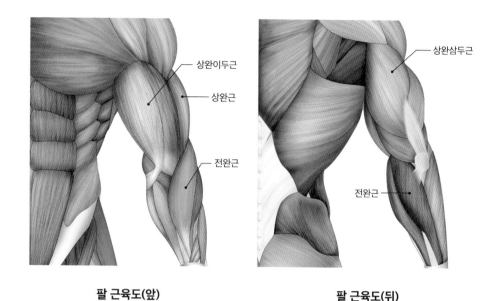

| 팔 근육도(앞) | 팔 근육도(뒤) |

두근을 단련하는 운동으로는 '컨센트레이션 컬', '덤벨 컬', '바벨 컬' 등이 있다. 바벨은 그립을 어떻게 잡느냐에 따라 운동되는 부위가 조금씩 달라지는데, 바벨을 넓게 잡으면 이두근의 안쪽을 자극하고 좁게 잡으면 이두근의 바깥쪽을 더 자극한다. 덤벨은 바벨 운동보다 근육의 선명도를 더 강화할 수 있다.

상완근

상완이두근과 상완삼두근 사이에 자리하고 있는 상완근은 상완이두근과 함께 팔을 구부릴 때 작용하는 근육이다. 대부분의 이두근 운동을 할 때 동시에 자극이 되지만 '해머 컬'이나 '리버스 바벨 컬'을 할 때 상완근이 많이 단련된다. 상완근을 강하게 키우면 이두근 외측에 볼륨감을 만들 수 있어 전면에서 봤을 때 팔이 두꺼워 보이는 효과가 있다.

상완삼두근

팔 윗부분 뒤쪽에 있는 삼두근은 장두, 외측두, 내측두 세 개의 근육으로 이루어져 있다. 주로 팔꿈치를 축으로 팔을 펴는 기능을 한다. 상완삼두근 중 안쪽에 있는 장두는 어깨관절을 가로지르기 때문에 어깨삼각근과 함께 상완의 탈구를 방지하는 역할을 한다. 상완삼두근을 단련하는 바벨 운동에는 '라잉 익스텐션', '클로즈그립 벤치 프레스', '라잉 덤벨 익스텐션', '오버헤드 덤벨 익스텐션', '딥스' 등이 있다. 상완삼두근은 우리 신체에서 작은 근육에 속하기 때문에 큰 근육을 운동할 때보다 더 많은 인내력을 필요로 하지만 제대로 훈련하면 말발굽 모양의 멋진 근육을 얻을 수 있다.

전완근

팔꿈치를 기준으로 아래 쪽 팔에 위치한 근육을 전완근이라고 하며, 이는 신전근과 굴곡근으로 이루어져 있다. 전완근은 일반적으로 단련하는 운동 부위가 아니라 생소하게 느껴질 수도 있지만 손을 쥐는 힘을 키울 수 있고 상완근의 운동을 수행하는 근육이기 때문에 반드시 단련해야 하는 부위다. 팔 안쪽에 있는 근육을 전완굴곡근이라고 하며, 손목을 안쪽으로 굽히는 작용을 한다. 전완굴곡근 강화에 도움이 되는 운동에는 '바벨 리스트 컬', '덤벨 리스트 컬' 등이 있다. 팔의 바깥쪽에 있는 근육은 전완신전근이라고 하며 손목을 손등 쪽으로 꺾는 작용을 한다. 전완신전근을 강화하는 운동법에는 '리버스 바벨 리스트 컬', '리버스 덤벨 리스트 컬' 등이 있다.

부위별 목표에 따라
운동법을 선택한다

상완이두근

이두근 전체의 볼륨감을 키워 상완이 앞뒤로 꽉 찬 느낌이 들도록 만든다. 이두근은 전면에서 봤을 때 팔의 앞쪽 근육이지만 이두근의 볼륨감을 빵빵하게 키우면 전체적으로 팔이 두꺼워 보이는 효과가 있다.

추천 바벨 컬(p.214), 컨센트레이션 컬(p.222)

상완근

이두근 외측 근육인 상완근을 단련해 앞에서 봤을 때는 물론, 측면에서 봤을 때도 볼륨감 있는 팔을 만든다.

추천 리버스 바벨 컬(p.216), 해머 컬(p.220)

상완삼두근

삼두근의 사이즈를 크게 키우면서 둔해 보이지 않도록 근육의 경계를 만들도록 한다. 덤벨을 이용해 '킥 백' 동작을 할 때 손목을 뒤로 들어 올리면서 외전시키면 섬세한 근육을 만들 수 있다.

추천 라잉 익스텐션(p.198), 클로즈그립 벤치프레스(p.200), 덤벨 킥 백(p.212)

전완근

단단함이 느껴지는 성난 전완부를 만들어본다. 전완부의 사이즈를 키우는 동시에 근육의 분리도를 높여 굵으면서도 뚜렷한 전완부를 만들 수 있다. 섬세하게 갈라지는 단단한 전완부의 근육은 남성미를 한층 더 업그레이드시켜줄 것이다.

추천 비하인드 백 리스트 컬(p.226), 리버스 리스트 컬(p.228)

핵심 포인트

1 팔 운동을 하다보면 몸이 앞뒤로 움직이거나 팔꿈치가 앞뒤로 움직이는 경우가 많다. 복부에 긴장을 하고 최대한 몸을 움직이지 않도록 노력해야 한다. 이때 팔꿈치를 겨드랑이 옆에 단단히 고정시켜 동작을 반복하면 좀 더 효과적이다.

2 목표 근육이 제대로 운동되고 있는지 확신이 없다면 반대쪽 손을 운동 부위에 대고 자극을 느껴보는 것도 좋다.

라잉 익스텐션

상완삼두근의 볼륨을 살리는 데 효과적인 동작이다. 바벨을 머리 위로 내리면 삼두근의 크기와 힘을 기를 수 있다.

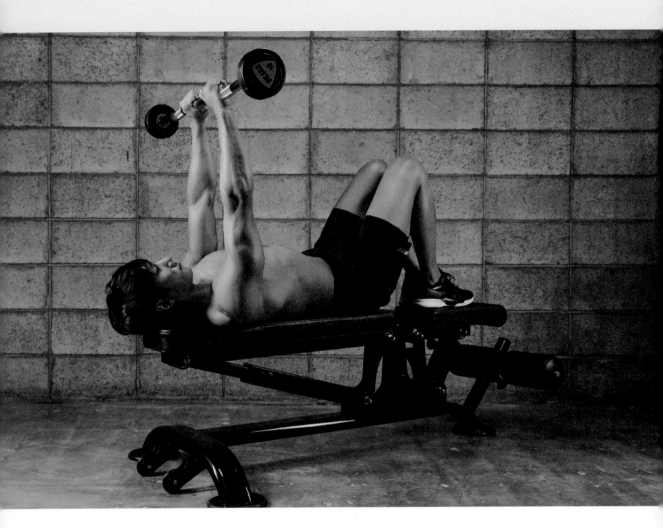

1 벤치에 누워 무릎을 세우고 양발을 벤치 끝에 고정한다. 오버그립으로 바벨을 잡고 어깨 위에 둔다.

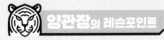

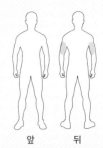
양관장의 레슨포인트

엉덩이가 벤치에서 들리지 않게 주의하고 팔꿈치를 고정해 전완부만 움직여 동작한다. 양발을 벤치 끝에 고정하면 삼두근에 좀 더 집중할 수 있다. 단, 바벨을 머리 위로 내릴 때는 고중량 운동이 가능하며, 이마 쪽으로 내릴 때는 팔꿈치에 부담이 될 수 있으니 저중량 고반복으로 팔꿈치 주변 근육을 강화시킨다.

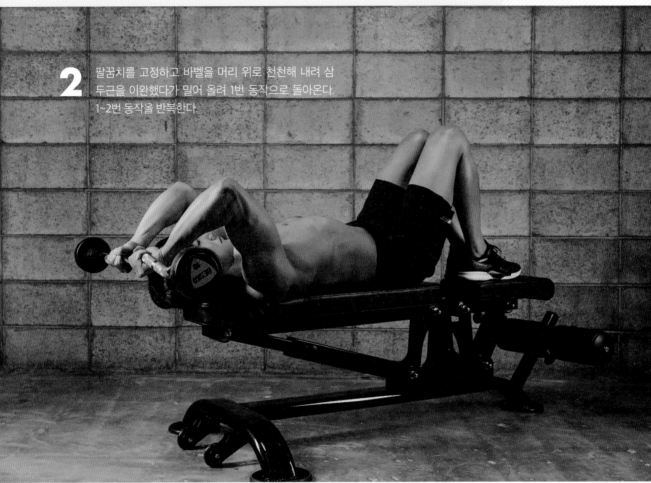

2 팔꿈치를 고정하고 바벨을 머리 위로 천천해 내려 삼두근을 이완했다가 밀어 올려 1번 동작으로 돌아온다. 1~2번 동작을 반복한다.

응용 동작

바벨을 내리는 각도만 다를 뿐 모든 동작의 과정은 동일하다. 고중량을 머리 위로 내리면 팔꿈치에 부담이 될 수 있으니 저중량으로 고반복하거나 눈썹까지만 내린다.

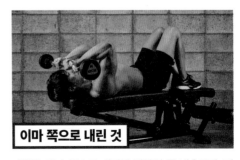

이마 쪽으로 내린 것

바벨을 이마 쪽으로 내리면 팔꿈치 쪽 내측두가, 머리 위로 내리면 겨드랑이 쪽 장두가 단련된다.

2 팔

클로즈그립 벤치프레스

그립을 좁게 잡고 동작을 반복하면 근육의 저항성이 높아진다. 라잉 익스텐션 동작을 더 이상 반복하기 힘들 때, 클로즈그립 벤치 프레스 동작으로 교체해주면 삼두근의 볼륨을 폭발적으로 증가시킬 수 있다. 상완삼두근, 대흉근, 전면삼각근에 효과적인 동작이지만 운동할 때 삼두근에 좀 더 집중해보자.

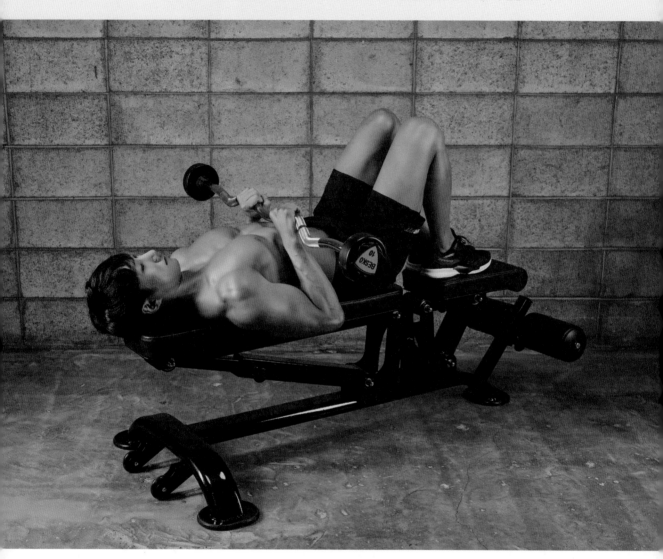

1 벤치에 누워 무릎을 세우고 양발을 벤치 끝에 고정한다. 클로즈그립으로 바벨을 잡아 가슴 하부에 둔다. 클로즈그립으로 바벨을 잡으면 팔꿈치에 무리가 갈 수 있으니 주 의한다.

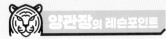

팔꿈치를 벌리면 삼두근의 바깥쪽이, 팔꿈치를 모으면 삼두근의 안쪽으로 자극이 느껴진다. 바벨을 잡은 손이 넓을수록 가슴 쪽에 자극이 많이 가고, 좁을수록 삼두에 자극이 많이 간다. 동작 시 가슴이 아닌 삼두근의 힘으로 밀어 올려야 삼두근이 자극을 받게 된다.

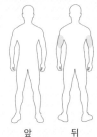

앞   뒤

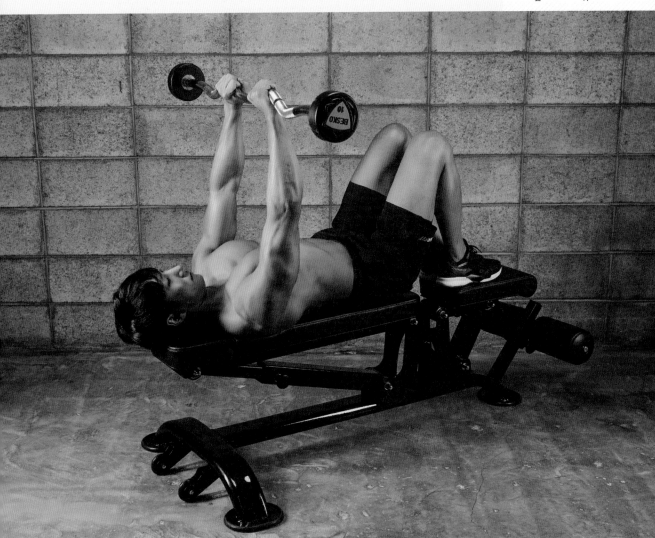

2 삼두근에 집중하며 바벨을 밀어 올렸다가 천천히 내려 1번 자세로 돌아온다. 1~2번 동작을 반복한다.

오버헤드 익스텐션

삼두근은 팔 근육 중 가장 큰 근육이므로 팔을 두껍게 키우기 위해서는 이두근보다 삼두근 운동에 집중해야 한다. 오버그립으로 동작 시 상완삼두근의 외측두를 집중적으로 키울 수 있다.

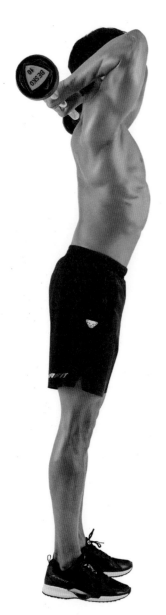

1 바로 서서 양발을 어깨너비로 벌리고 오버그립으로 바벨을 잡아 머리 뒤로 천천히 내린다.

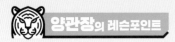
팔꿈치가 상하로 흔들리거나 양옆으로 벌어지면 다른 근육들의 개입이 많아지기 때문에 삼두근의 자극이 줄어든다. 상완과 팔꿈치는 귀 옆에 고정하고 전완부만 움직여 동작을 반복한다.

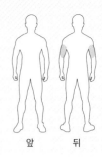

앞   뒤

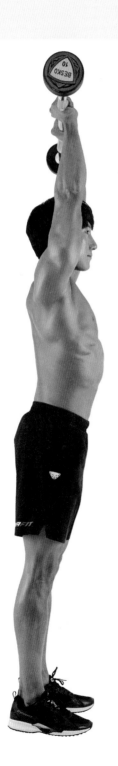

2 팔꿈치를 귀 옆에 고정하고 바벨을 들어 올렸다가 1번 동작으로 돌아온다. 1~2번 동작을 반복한다.

벤치 딥

벤치에 몸을 걸쳐놓고 실시하는 동작이기 때문에 자칫 하체에 체중을 실어 운동할 수 있다. 하체의 힘을
빼고 삼두근에 집중해야 말발굽 모양의 탄탄한 삼두근을 얻을 수 있다.

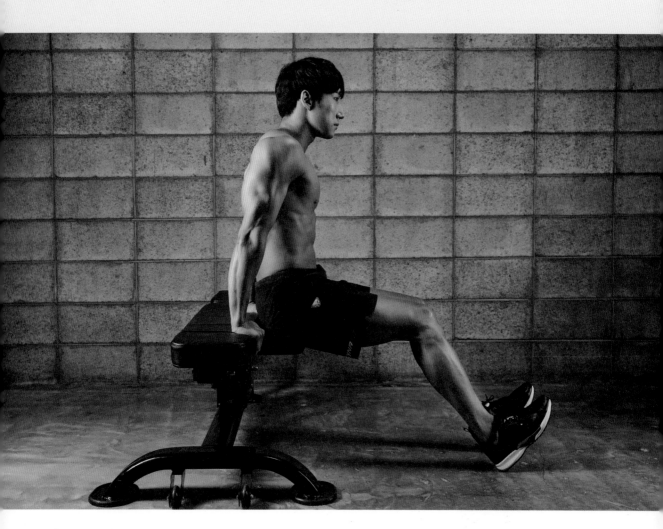

1 벤치의 가장자리에 양손을 얹고 양발꿈치를 바닥에 둔다. 상체를 최대한 곧게 세우고
무릎은 살짝 구부린다.

상체를 곧게 세워 몸이 흔들리지 않게 주의한다. 벤치를 짚은 손의 폭이 좁아질수록 삼두근의 바깥쪽이, 넓어질수록 안쪽이 자극된다. 올라올 때는 팔꿈치를 완전히 펴지 말고 근육의 긴장을 유지하며, 허리를 붙여 등과 엉덩이가 벤치를 스치듯이 운동한다. 운동 강도를 높이려면 허벅지에 원판을 올려놓고 동작한다.

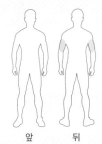

앞   뒤

2 팔뚝을 바닥과 수직이 되도록 세우고 팔꿈치보다 어깨가 최대한 낮아지도록 천천히 몸을 내렸다가 올려 1번 동작으로 돌아온다. 1~2번 동작을 반복한다.

응용 동작

그립만 다를 뿐 모든 동작의 과정은 동일하다.

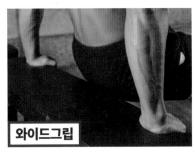

와이드그립

삼두근 안쪽 부위를 발달시켜준다.

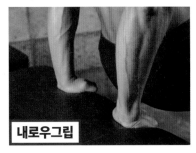

내로우그립

삼두근 바깥쪽 부위를 발달시켜준다.

라잉 덤벨 익스텐션

상완삼두근의 볼륨감을 살리는 데 매우 효과적인 운동이다. 특히 뉴트럴그립으로 덤벨을 잡으면 상완삼
두근의 장두에 더 큰 자극이 더해진다. 덤벨을 이마 쪽으로 내리면 팔꿈치 쪽 내측두가, 머리 뒤로 내리면
겨드랑이 쪽 장두가 자극된다.

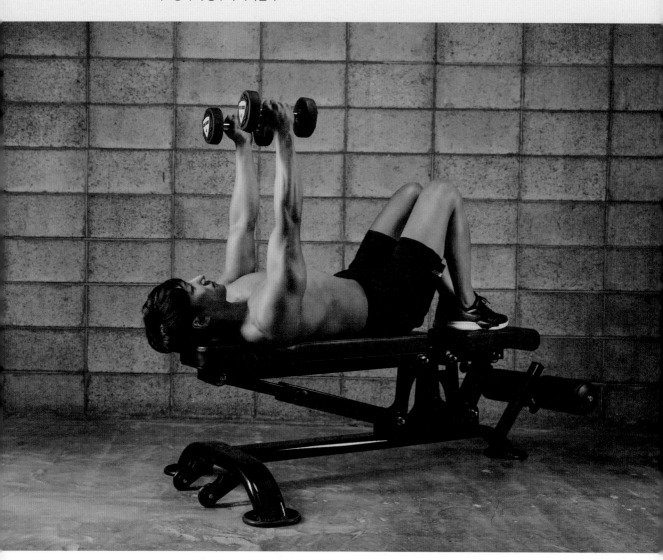

1 벤치에 누워 무릎을 세우고 양발을 벤치 끝에 고정한다. 뉴트럴그립으로 덤벨을 잡아
팔을 펴 어깨 위에 둔다.

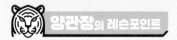

엉덩이가 벤치에서 들리지 않게 주의하고 팔꿈치는 잘 고정한 후 전완부만 움직여 동작한다.

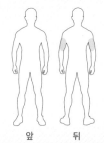
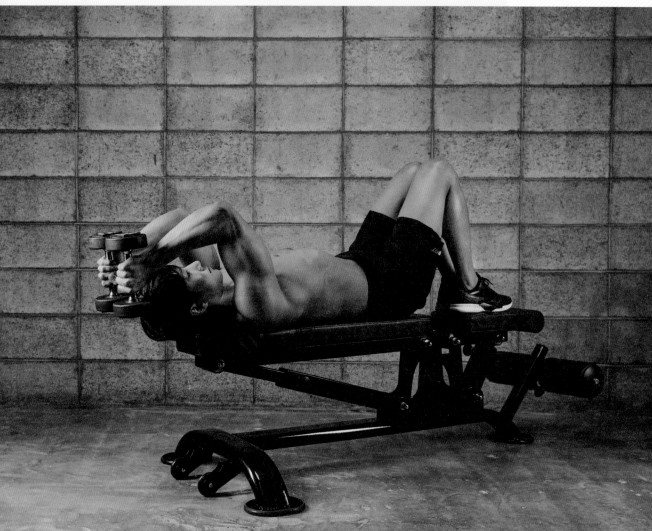

2 팔꿈치를 고정하고 덤벨을 머리 뒤로 천천히 내려 삼두근을 이완했다가 밀어 올려
1번 자세로 돌아온다. 1~2번 동작을 반복한다.

바벨보다 덤벨로 운동 시 삼두의 가동 범위를 넓힐 수 있고, 다양한 각도와 운동을 응용해서 삼두의 모양을 섬세하게 다진다.

라잉 투암 덤벨 익스텐션

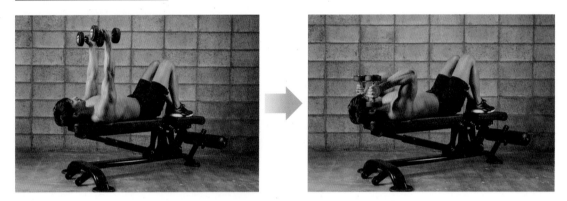

머리 위쪽으로 내리면 겨드랑이 쪽 장두가, 이마 쪽으로 내리면 팔꿈치 쪽 내측두가 단련된다. 단, 이마 쪽으로 내리면 팔꿈치에 부담을 줄 수 있으므로 가벼운 무게로 실시하는 것이 좋다.

라잉 원암 익스텐션

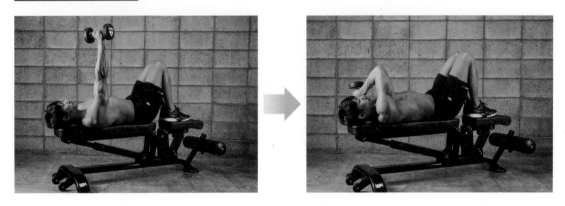

고립운동이기 때문에 양팔보다 한팔로 운동하면 집중 트레이닝할 수 있다.

라잉 어시스트 원암 덤벨 익스텐션

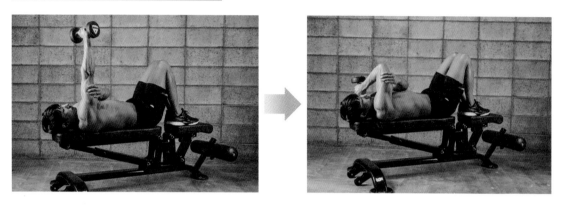

초보자들이 한 손으로 운동 시 팔이 흔들려 위험할 수 있으므로 나머지 한 손은 흔들리지 않도록 팔을 잡는다. 좀 더 편안하게 고립운동을 할 수 있어 초보자에게 추천한다.

오버헤드 덤벨 익스텐션

삼두근을 최대한 이완시킨 상태에서 다시 수축시키는 동작을 반복하기 때문에 근육의 크기를 키우는 데 매우 효과적이다. 특히 팔을 수직으로 뻗는 자세는 상완삼두근 장두를 집중적으로 강화해 보다 선명한 팔의 근육을 완성할 수 있다.

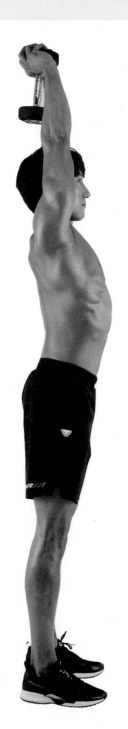

1 바로 서서 양발은 골반너비로 벌리고 양손을 모아 덤벨 하나를 잡아 머리 위로 든다.

210

양관장의 **레슨포인트**

동작할 때 상체가 흔들리지 않는 게 중요하다. 자세가 불안하거나 고립훈련을 하고 싶을 때는 등받이가 있는 의자에 앉아 허리가 휘지 않도록 복부에 힘을 주고 동작을 반복한다.

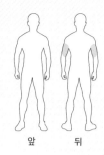

앞　　뒤

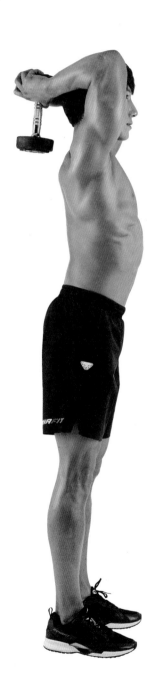

2 팔꿈치를 귀 옆에 고정하고 덤벨을 내렸다가 천천히 올려 1번 동작으로 돌아온다. 1~2번 동작을 반복한다.

덤벨 킥 백

팔 7

상완삼두근 전체에 효과적인 동작이다. 고반복이 가능한 운동이기 때문에 삼두근이 뜨거워지는 느낌을
받으며 운동하게 되면 늘어진 후면 팔뚝살을 없애고 삼두근의 라인을 선명하게 만들 수 있다.

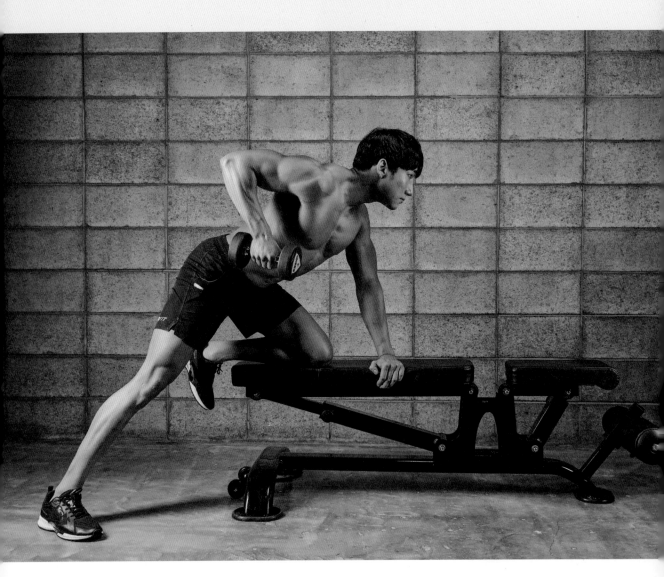

1 다리를 벌려 한쪽 무릎을 굽혀 벤치 위에 올리고 반대쪽 다리는 뒤로 곧게 뻗는다. 상
체를 숙여 한 손은 벤치를 짚고 반대쪽 손으로 덤벨을 뉴트럴그립으로 잡아 팔꿈치
를 구부려 옆구리에 고정한다. 이때 무릎을 살짝 구부려 균형을 잡는다.

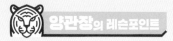

덤벨을 들어 올릴 때 엄지손가락이 안쪽으로 향하게 틀어주면 삼두근외측두에 더 강한 자극을
줘 삼두의 모양을 잡는 데 효과적이다.

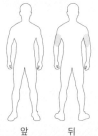

앞   뒤

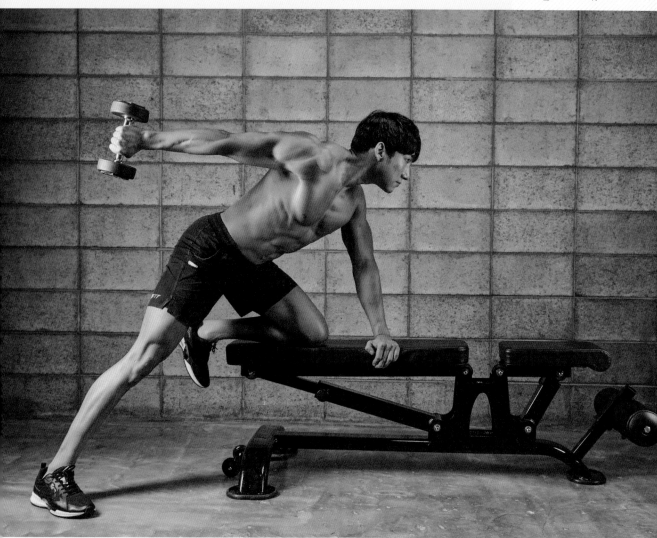

2 팔뚝은 고정하고 팔꿈치만 펴 덤벨을 들었다가 천천히 내려 1번 동작으로 돌아온다.
1~2번 동작을 반복한다.

팔

8

바벨 컬

팔의 앞쪽에 있는 큰 근육인 상완이두근과 팔뚝 뼈를 감싸고 있는 전완근에 효과적인 동작이다.

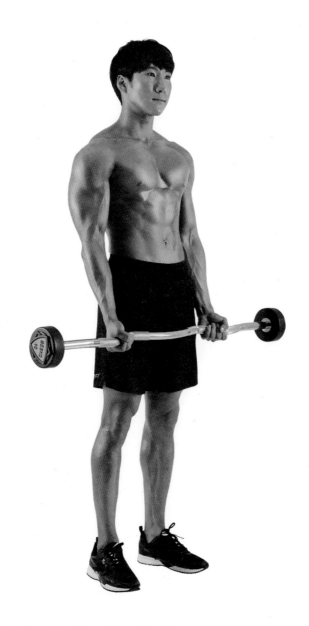

1 바로 서서 양발은 어깨너비로 벌리고 언더그립으로 바벨을 잡아 허벅지 앞에 둔다.
이때 팔꿈치를 완전히 펴서 옆구리에 고정한다.

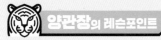

양관장의 레슨포인트

바벨을 들어 올리거나 내릴 때 팔꿈치와 상체가 앞뒤로 흔들리지 않게 고정한다. 팔꿈치가 앞으로 들리거나 옆으로 벌어지면 어깨 근육의 개입이 많아지고 뒤로 움직이면 가동범위가 줄어들어 수축과 이완이 작아진다. 스트레이트 바는 손목에 부담을 줄 수 있으므로 손목 컨트롤이 어려운 사람에게는 바에 굴곡이 있어 손목 부담이 덜한 이지바를 추천한다.

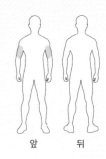

앞　　뒤

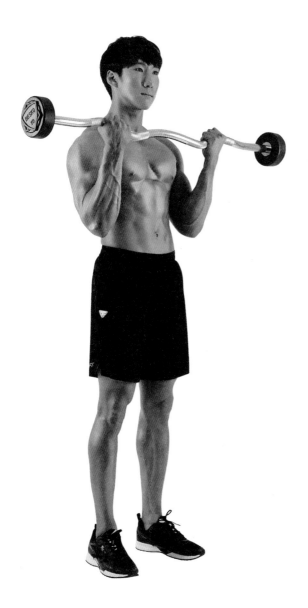

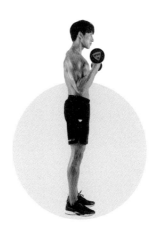

SIDE

응용 동작

그립만 다를 뿐 동작의 과정은 동일하다.

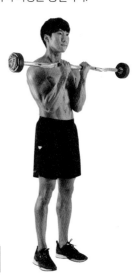

내로우그립

2 팔꿈치를 구부려 바벨을 쇄골 높이까지만 들었다가 천천히 내려 1번 동작으로 돌아온다. 1~2번 동작을 반복한다.

바벨을 넓게 잡으면 이두근의 안쪽을, 좁게 잡으면 이두근의 바깥쪽을 더 자극한다.

리버스 바벨 컬

팔의 앞쪽에 있는 큰 근육인 상완이두근과 팔뚝 뼈를 감싸고 있는 전완근에 효과적인 동작이다. 특히 손목 주변과 상완이두근 바깥쪽을 강화하는 데 효과적인 동작이다. 만약 손목의 유연성이 떨어진다면 그립을 잡는 데 부담이 덜한 이지바를 사용해도 좋다.

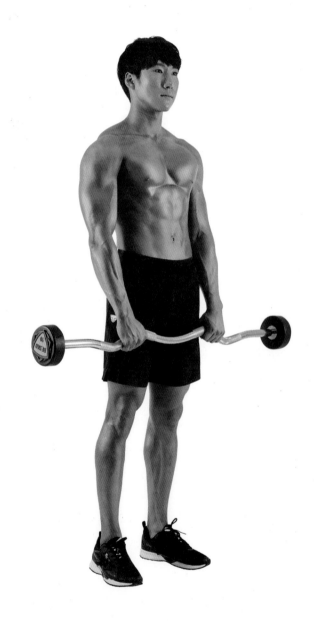

1 바로 서서 양발은 어깨너비로 벌리고 오버그립으로 바벨을 잡아 허벅지 앞에 둔다.
이때 팔꿈치를 완전히 펴서 옆구리에 고정한다.

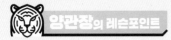

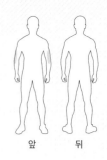

바벨을 들어 올리거나 내릴 때 팔꿈치와 상체가 앞뒤로 흔들리지 않게 고정한다. 팔꿈치가 앞으로 들리거나 옆으로 벌어지면 어깨 근육의 개입이 많아지고 뒤로 움직이면 가동범위가 줄어들어 수축과 이완이 작아진다.

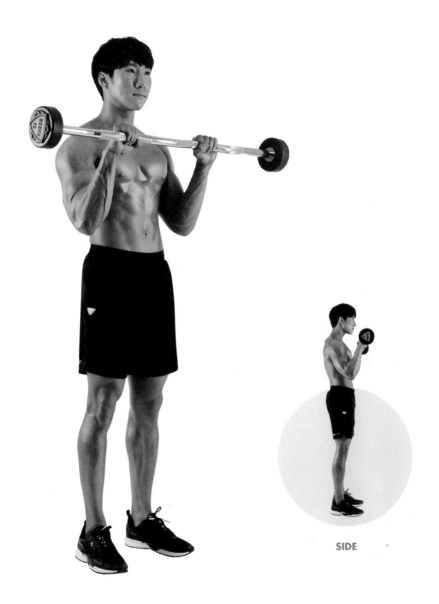

SIDE

2 팔꿈치를 구부려 바벨을 쇄골 높이까지만 들었다가 천천히 내려 1번 동작으로 돌아온다. 1~2번 동작을 반복한다.

10

덤벨 컬

상완이두근을 강화하는 대표적인 동작이다. 덤벨은 바벨보다 가동범위가 넓고 움직임이 자유로워 상완이
두근을 확장시키고 선명한 모양을 만들 수 있다.

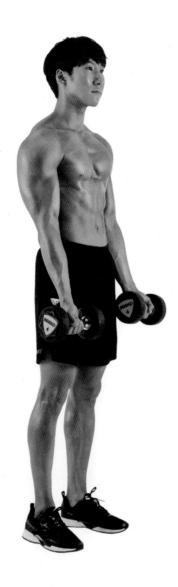

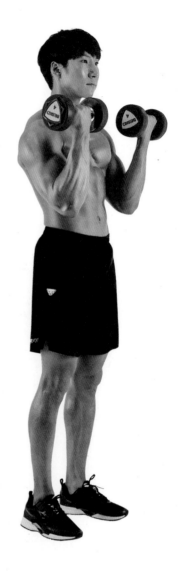

1 바로 서서 양발을 골반너비만큼 벌리고 언더
그립으로 덤벨을 잡아 허벅지 앞에 둔다. 이
때 팔꿈치는 옆구리에 고정한다.

2 손바닥이 위를 향하게 바꿔 덤벨을 들었다가
천천히 내려 1번 동작으로 돌아온다. 1~2번
동작을 반복한다.

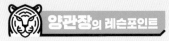
덤벨을 들어 올렸을 때 팔뚝이 바닥과 수직이 되지 않도록 하고, 상완이두근이 수축하고 있는지 눈으로 확인하면서 동작을 반복해야 더욱 효과적이다. 상완이두근을 최대로 수축하고 싶다면 엄지손가락을 외측 바깥쪽으로 빼며 동작을 진행한다.

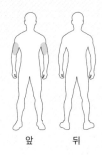

앞   뒤

응용 동작

그립만 다를 뿐 모든 동작의 과정은 동일하다.

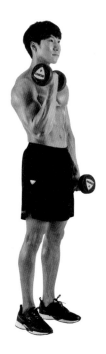

원암 덤벨 컬

한 손씩 동일하게 동작하며, 한 손으로 운동 시 조금 더 상완이두근에 집중할 수 있다. 양쪽으로 번갈아 하는 얼터네이트 컬도 있다.

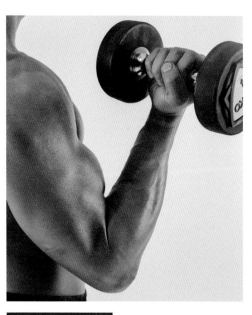

덤벨 컬 비틀기

손목을 틀 때 쥐어짜듯 이두근을 최대 수축해야 가장 효과적이다.

해머 컬

팔의 두께와 힘을 키워 남성적인 상체를 만들 수 있어 필수적인 팔 운동이다. 상완이두근, 상완근, 상완에서 전완으로 이어지는 상완요골근에 효과적이며, 위팔과 아래팔 모두를 확장하고 섬세하게 만드는 동작이다. 특히 측면에서 봤을 때 이두근이 더욱 도톰해 보이도록 만든다.

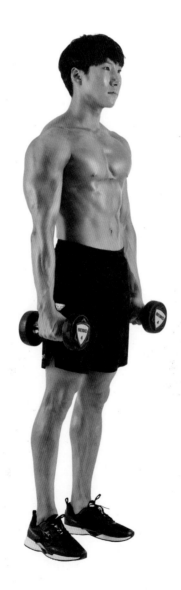

1 바로 서서 양발은 골반너비만큼 벌리고 뉴트럴그립으로 덤벨을 잡아 허벅지 옆에 둔다. 이때 팔꿈치는 옆구리에 고정한다.

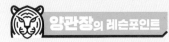

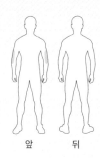

앞   뒤

덤벨을 내릴 때 저항을 받으며 천천히 내리고 팔꿈치는 완전히 편다. 팔꿈치가 앞으로 들리거나 옆으로 벌어지면 어깨의 개입이 많아지고 뒤로 가면 가동범위가 줄어들어 수축과 이완이 작아진다. 동작 내내 최대한 상체를 움직이지 않도록 주의한다.

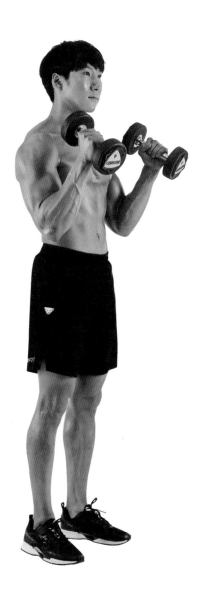

응용 동작

그립만 다를 뿐 모든 동작의 과정은 동일하다.

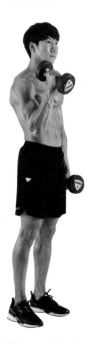

원암 해머 컬

2 덤벨을 들어 올렸다가 최고 높이에 이르면 천천히 내려 1번 동작으로 돌아온다. 1~2번 동작을 반복한다.

한 손씩 동일하게 진행되며, 한 손으로 운동 시 조금 더 완요골근에 집중할 수 있다. 상완요골근은 일상생활에 많이 쓰이는 근육이라 일명 노가다 근육, 망치질 근육으로 불리기도 한다.

12

컨센트레이션 컬

상완이두근과 상완근을 집중적으로 발달시켜 이두의 봉우리, 말하자면 이두근 바깥쪽의 높이를 만들어주는 동작이다. 동그랗게 크기만 한 이두근이 아니라 볼륨감과 섬세함을 동시에 갖춘 우람한 팔을 만들 수 있다.

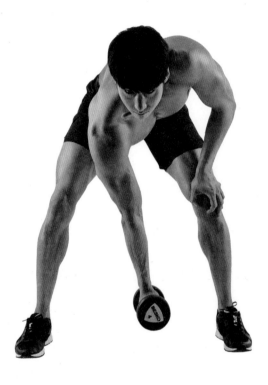

1 바로 서서 양발은 어깨너비보다 넓게 벌리고 한손은 뉴트럴그립으로 덤벨을 잡는다. 바닥과 수평이 될 때까지 상체를 숙이고 무릎을 구부린다. 덤벨 잡은 팔은 바닥쪽으로 내린다.

2 상체와 팔이 흔들리지 않게 고정하며 덤벨을 팔의 반대쪽 뺨 높이까지 들어 올렸다가 천천히 내려 1번 동작으로 돌아온다. 1~2번 동작을 반복한다.

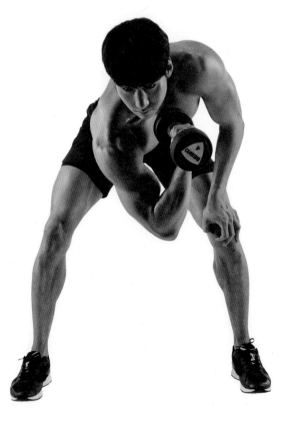

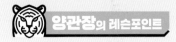

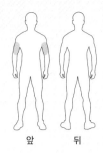

앞   뒤

팔꿈치를 굽히고 들어 올려 최고 높이에 이르면 엄지가 바깥쪽으로 향하게 손목을 튼다. 이두근을 쥐어짜듯 최대로 수축시킬 수 있다.

응용 동작

팔꿈치를 다리에 기대면 초보자들도 좀 더 쉽게 운동할 수 있다.

팔꿈치를 무릎에 댄 동작

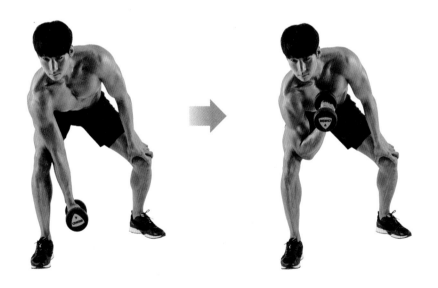

팔꿈치를 무릎 안쪽에 대고 덤벨을 천천히 들어올린다. 팔을 완전히 펴서 이두를 확장시키는 게 중요하다.

팔

13

리스트 컬

전완부에 위치한 대부분의 근육을 사용하는 리스트컬은 전완부 운동의 핵심이라 할 수 있다. 손목 주변의 관절을 강화하고 팔의 아래쪽인 전완부를 확장할 수 있다. 고중량으로 실시할 수 있어 악력 발달에도 효과적인, 그야말로 근육과 힘을 동시에 기를 수 있는 운동이다.

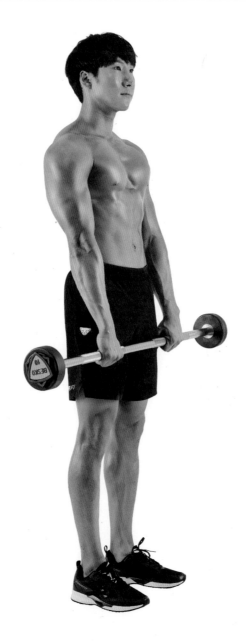

1 바로 서서 양발은 어깨너비로 벌리고 오버그립으로 바벨을 잡아 허벅지 앞에 놓는다.

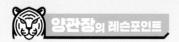

양관장의 레슨포인트

전완부는 저항에 익숙해져 있으므로 고중량 고반복으로 강도 높게 훈련한다. 단, 손목에 부상 위험이 있을 수 있으므로 중량을 컨트롤한다.

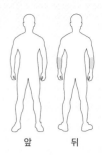

앞   뒤

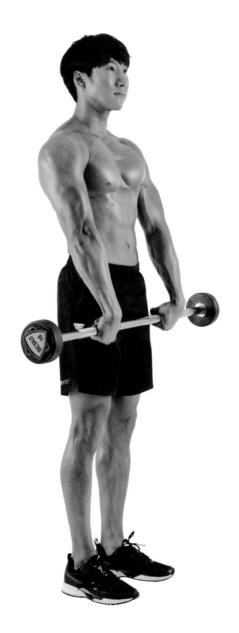

2 팔꿈치나 다른 부위가 움직이지 않게 고정하며 손목만 몸 쪽으로 말았다가 천천히 내려 1번 동작으로 돌아온다. 1~2번 동작을 반복한다.

비하인드 백 리스트 컬

손바닥이 위로 향하게 움직이기 때문에 전완근 중에서도 특히 전완굴곡근에 강하게 집중되는 운동이다. 쉽게 말하자면 전완의 안쪽 부위에 집중된 근육들을 강화하는 운동이라 할 수 있다. 다치기 쉬운 손목 주변의 관절과 전완부의 근육을 강화하고 악력 발달에도 도움이 된다.

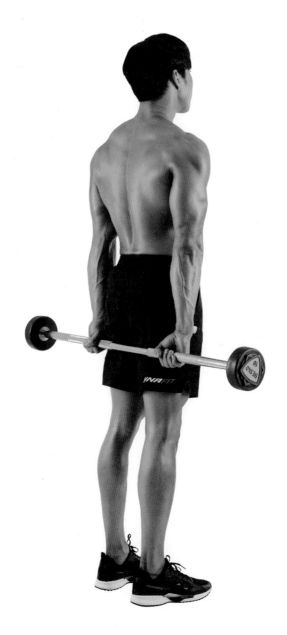

1 바로 서서 양발은 어깨너비로 벌리고 손바닥이 위로 향하게 해서 몸 뒤쪽에서 바벨을 잡는다. 이때 팔꿈치는 몸통 옆에 고정한다.

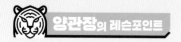

양관장의 레슨포인트

전완부는 저항에 익숙해져 있으므로 고중량 고반복으로 강도 높게 훈련한다. 단, 손목에 부상 위험이 있을 수 있으므로 중량을 컨트롤한다.

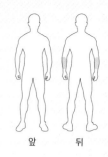

앞　　뒤

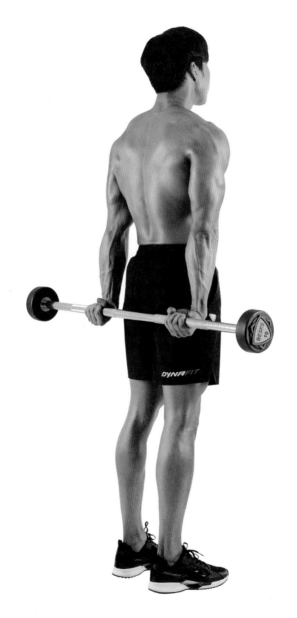

2 팔꿈치나 다른 부위가 움직이지 않게 고정하며 손목만 몸 쪽으로 말았다가 천천히 내려 1번 동작으로 돌아온다. 1~2번 동작을 반복한다.

리버스 리스트 컬

팔

15

손등이 위로 향하게 움직이면 전완근 중에서도 특히 전완신전근에 강하게 집중된다. 쉽게 말하자면 전완의 바깥쪽 부위에 집중된 근육들을 강화하는 운동이라 할 수 있다. 다치기 쉬운 손목 주변의 관절과 전완부의 근육을 강화하고 악력 발달에도 도움이 된다.

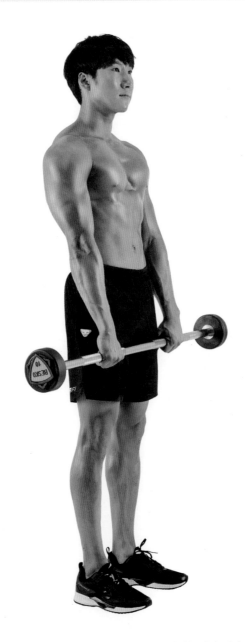

1 바로 서서 양발은 어깨너비로 벌리고 오버그립으로 바벨을 잡아 허벅지 앞에 둔다.

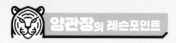

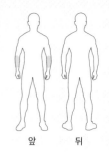

리스트 컬 운동이지만 손등이 위로 올라가는 동작이라 자주 사용하지 않는 근육을 사용하기 때문에 저중량 고반복으로 점차 강도를 높여간다. 단, 손목에 부상 위험이 있을 수 있으므로 중량을 컨트롤한다.

앞   뒤

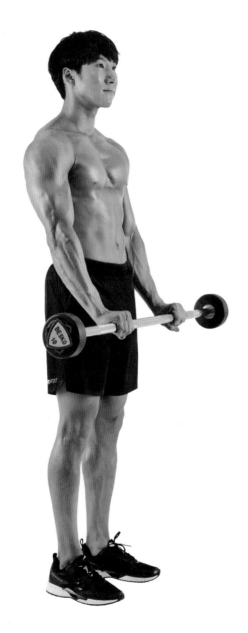

2 팔꿈치나 다른 부위가 움직이지 않게 고정하며 손목만 들었다가 천천히 내려 1번 동작으로 돌아온다. 1~2번 동작을 반복한다.

16

덤벨 리스트 컬

전완부에 위치한 대부분의 근육을 사용하는 리스트 컬은 전완부 운동의 핵심이다. 손목 주변의 관절을 강화하고 팔의 아래쪽인 전완부를 확장시킬 수 있다. 고중량으로 실시할 수 있어 악력 발달에도 효과적이라 근육과 힘을 동시에 기를 수 있지만, 손목에 부상 위험이 있을 수 있으므로 중량을 컨트롤한다.

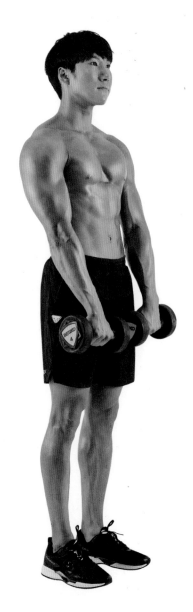

1 바로 서서 양발은 어깨너비로 벌리고 오버그립으로 덤벨을 잡아 허벅지 앞에 둔다.

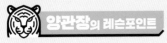

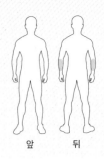

앞　뒤

전완부는 저항에 익숙해져 있으므로 고중량 고반복으로 강도 높게 훈련하도록 한다. 덤벨을 사용하면 손목 컨트롤이 좋아 다양한 동작으로 전완부에 근수축을 한다.

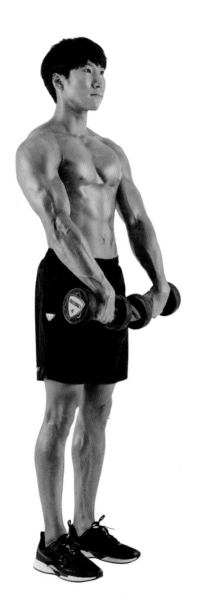

2 팔꿈치나 다른 부위가 움직이지 않게 고정하며 손목만 몸 쪽으로 말았다가 천천히 내려 1번 동작으로 돌아온다. 1~2번 동작을 반복한다.

응용 동작

그립만 다를 뿐 모든 동작의 과정은 동일하다.

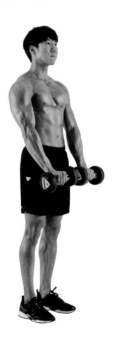

리버스 리스트 컬

평소 전완근 바깥쪽 근육을 사용할 기회가 없기 때문에 꾸준히 해주면 손목과 팔 강화에 도움이 된다.

고통이 반드시 보상으로 돌아오는 부위

복부

Abs

복근 하나하나가 살아나듯, 돌출되고 갈라진 복근을 만들어라

복근은 다른 근육들과 마찬가지로 누구에게나 존재하는 근육이다. 다만 두툼한 지방으로 덮여 있기 때문에 근육을 키우고, 선명하게 만들고, 지방까지 완전하게 걷어내야 그 모습을 드러낸다. 하지만 정확한 자세로 꾸준히 반복하면 노력하는 자에게는 반드시 주어지는 근육이다. 다만 복근은 크기를 크게 키울 수 없는 근육이고 체지방이 쌓이기 쉬운 부위이기 때문에 꾸준한 운동만이 복근을 가꾸고 지킬 수 있는 비결이다.

상복부, 하복부, 외복사근을 모두 자극해야 복근 운동의 정석이다

이 책에 소개된 열세 가지 복부 운동은 상복부, 하복부, 내외복사근을 중점적으로 자극하는 운동으로 이루어져 있다. 상복부와 하복부, 선명한 외복사근까지 모두 단련해야 멋진 복근의 완전체가 이루어지기 때문이다. 그래서 복부 운동은 반드시 위 세 가지 부위를 모두 균형 있게 발달시켜야 한다. 또한 복근은 자극에 대해 적응이 빠른 근육이라 같은 동작을 지속적으로 반복하면 어느 순간 자극이 덜 느껴지게 된다. 반드시 상복부, 하복부, 외복사근 운동을 번갈아 실시하며 자극되는 부위에 변화를 줘야 한다.

만약 복부 운동을 마지막에 실시했던 사람이라면 운동 순서를 바꿔 다른 부위보다 먼저 실시해 고강도 운동을 하는 것도 도움이 된다. 또, 복부 운동은 쉬는 시간은 최대한 짧게 줄이고 동작을 천천히 유지하며 복부 긴장을 오래 유지하는 것이 포인트다. 다시 한 번 강조하지만 복부 근육은 단련하지 않으면 절대 강해지지 않는다. 그렇기 때문에 탄탄한 복근과 선명한 식스팩을 향한 지름길은 어디에도 없다. 그저 오늘도 반복, 내일도 반복해야 모두가 갖고 싶어 하는 복근을 얻을 수 있다.

복부의 구조부터 파악하라

복근은 전면에 긴 세로 형태로 위치하고 있는 복직근과 늑골과 같은 방향으로 옆구리를 덮고 있는 외복사근이 있다. 복직근과 외복사근의 심부에는 내복사근과 복횡근이 자리하고 있다. 이들 근육은 모두 각각의 근육이지만 겹겹이 서로 교차되는 형태로 배치되어 있어 내부 장기를 보호하는 매우 중요한 역할을 하고 있다. 또한 상체를 앞이나 옆으로 숙이거나 회전하는 기능도 담당하고 있다.

복직근

복부 중앙 전면에서 치골까지 연결되어 있는 긴 근육이다. 복직근은 척추를 앞으로 구부리거나 배에 힘을 줄 때 작용한다. 아이러니하게도 복직근의 또 다른 중요한 역할은 우리 몸이 앞으로 구부러지지 않도록 중력에 대항하여 작용하기도 한다는 것이다. 즉, 우리 몸이 바로 설 수 있도록 작용하는 근육이라는 것이다. 이밖에도 복직근이 약화되면 요추의 커브가 과도하게 증가되어 허리 통증을 유발할 수도 있다. 대표적인 복직근 강화 운동법에는 '크런치', '리버스 크런치', '레그 레이즈', '브이 업' 등이 있다.

외복사근

우리 몸의 옆구리, 늑골에서부터 시작되는 외복사근은 빗살모양으로 몸통의

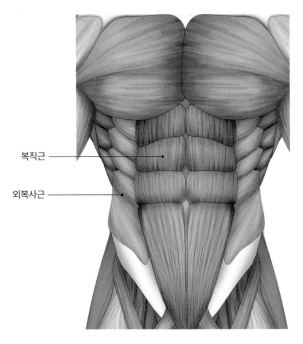

복직근 ——

외복사근 ——

복부 근육도(앞)

옆쪽을 감싸고 있는 근육이다. 외복사근은 탄력이 있는 유연한 벽의 역할을 하여 복압(배 속의 압력)을 상승시키거나 몸통을 앞이나 옆으로 굽히는 데 작용하고 허리를 돌리는 운동이 가능하도록 한다. 대표적인 운동으로는 '사이드 크런치', '트위스트 크런치' 등이 있다.

내복사근

외복사근보다 심부에 자리하고 있는 근육으로 외복사근과 X자 형태로 교차되는 근육이다. 단련을 한다고 해서 외부로 근육의 형태가 드러나지는 않지만 외복사근, 복횡근과 함께 마치 잘 짜인 해먹과 같은 구조를 하고 있는 근육이기 때문에 내부 장기를 지탱하고 보호하는 역할을 더욱 잘 수행하게 된다. 우리 몸이 좌우 어느 한 방향으로 틀어지지 않게 외복사근과 길항작용을 하고 있어 바른 자세를 유지할 수 있도록 돕는 매우 중요한 근육이기도 하다. 대표적인 운동으로는 '리버스 사이드 크런치', '더블 트위스트 크런치' 등이 있다.

부위별 목표에 따라
운동법을 선택한다

상복부

가슴 근육과 완전히 분리되어 선명하게 드러나는 복근의 시작점을 만든다. 가슴근육 바로 아래에서부터 시작되는 복근의 윗부분을 상복부라 칭한다. 복근은 그 크기가 눈에 띄게 커지는 형태가 아니기 때문에 선명한 복근을 만드는 것이 관건이다. 그러기 위해서는 복근 하나하나를 앞으로 솟아오르게 해서 경계를 분명하게 해준다.

추천 크런치(p.238)

하복부

지방을 걷어내고 선명하게 드러난 하복부를 완성하도록 한다. 완벽한 복근을 만들기 위해 반드시 필요한 과정이다. 하복부의 근육은 지방을 완벽하게 걷어내야만 보이는 근육으로 가장 만들기 어려운 근육 중 하나다. 하복부에 집중된 훈련을 통해 선명한 하복부의 근육을 단련해 완벽한 식스팩에 도전해볼 것.

추천 행잉 리버스 크런치(p.252)

외복사근

옆구리를 컷팅해 선명하게 드러나는 외복사근을 만든다. 외복사근은 늑골에서부터 이어져 옆구리 전체로 길게 내려오는 근육이라 무릎과 팔꿈치를 교차하는 운동을 통해 짜주듯이 훈련하는 게 가장 효과적이다. 복근의 완벽한 형성을 위해서 꼭 필요한 동작이다.

추천 더블 트위스트 크런치(p.244)

1 복부 운동을 할 때는 반동 없이 실시하는 것이 중요하다. 반동을 이용하면 횟수를 늘릴 수는 있어도 그만큼 운동 효과는 떨어진다. 또, 척추와 하체 근육의 개입이 늘어나 허리에 무리를 줄 수 있다.

2 크런치 동작을 할 때 양손을 머리 뒤로 깍지 끼면 팔의 힘으로 목을 잡아당길 수 있으니 머리 양옆이나 앞쪽에 둔다.

3 크런치와 그 응용 동작들을 할 때는 상체 전체를 일으켜 세우는 것이 아니라 어깨와 등의 상부만 말아 올린다는 느낌으로 진행해야 한다. 바닥에 내려갈 때는 어깨가 바닥에 완전히 닿지 않게 약간 들어 긴장을 유지한다.

4 고강도 복부 운동을 실시하기 위해서 등과 허리 근육의 힘을 키우는 것도 매우 중요하다. 그래야 부상을 예방할 수 있다.

5 복부는 적응이 빠른 근육이라 훈련을 동일하게 반복하면 그 훈련 강도에 적응하게 된다. 자극이 잘 느껴지지 않으면 운동 순서를 바꿔 고강도로 실시하도록 한다.

6 복부는 반드시 유산소 운동과 병행해야 한다. 뱃살이 두툼하다면 복부 운동 후 40분 정도는 유산소 운동을 실시해야 한다.

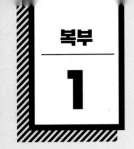

복부

1

크런치

복부 중앙 위쪽의 상복직근에 효과적인 복부 운동의 가장 기본 동작이다. 식스팩의 윗부분을 만들 수 있는 동작으로 복근이 도드라지고 윤곽이 살아나게 해준다.

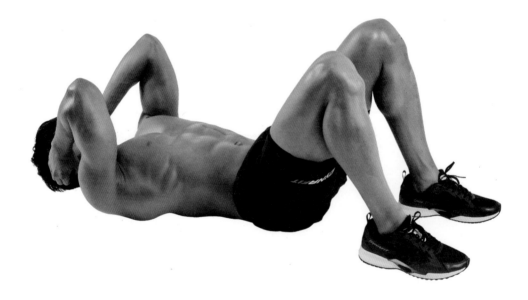

1 바닥에 누워 무릎을 세우고 손을 귀 옆에 댄다. 동작 내내 허리가 바닥에 떨어지지 않도록 주의한다.

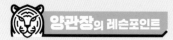

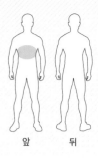
상체 전체를 일으켜 세우는 것이 아니라 어깨와 등의 상부만 말아 올린다는 느낌으로 일으켜야 한다. 바닥에 내려갈 때는 어깨가 바닥에 완전히 닿지 않게 약간 들어 긴장을 유지한다. 하체의 힘을 빼고 가동 범위 전체에 저항을 느끼며 상복부에 집중한다.

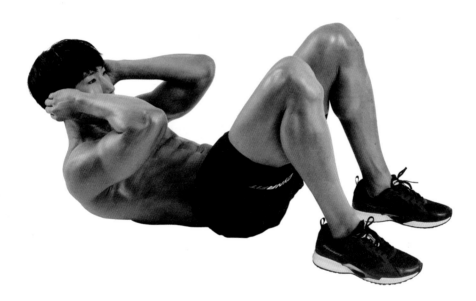

2 머리와 어깨, 등의 상부 순으로 상체를 살짝 말아 올렸다가 천천히 내려 1번 동작으로 돌아온다. 1~2번 동작을 반복한다.

더블 크런치

복부의 힘만으로 상체와 하체를 들어 올리는 더블 크런치는 복부 중앙에 위치한 상하복직근에 효과적이다. 강도가 매우 높은 동작이지만 한 가지 동작으로 식스팩의 온전한 형태와 볼륨을 살릴 수 있기 때문에 초콜릿 복근을 위해 절대 포기할 수 없는 운동이다.

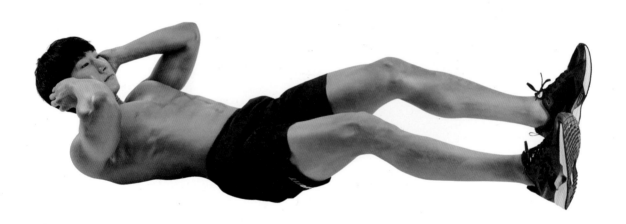

1 바닥에 누워 양발을 모아 살짝 들어준다. 머리와 어깨도 바닥에 완전히 닿지 않게 살짝 들고 양손은 귀 옆에 댄다.

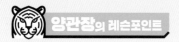

양관장의 레슨포인트

반동을 이용하지 말고 허리가 바닥에서 들리지 않게 바닥에 밀착시킨다. 양손을 머리 뒤로 깍지 끼면 팔의 힘으로 목을 잡아당길 수 있으니 귀 옆에 둔다.

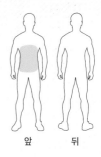

앞   뒤

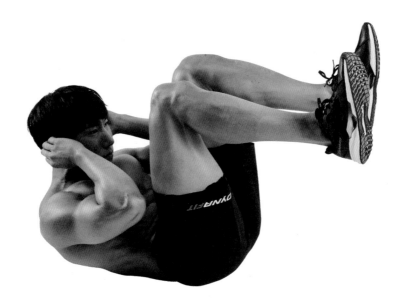

2 상하체를 빠르게 말아 올렸다가 최고점에 이르면 천천히 내려 1번 동작으로 돌아온 다. 1~2번 동작을 반복한다.

트위스트 크런치

옆구리를 비틀면서 수축을 반복하는 운동이기 때문에 근육을 만드는 동시에 체지방을 제거할 수 있다. 상복부와 복부의 외측, 옆구리 쪽의 복사근을 좀 더 강화할 수 있기 때문에 매끈한 허리라인과 탄탄한 복근을 동시에 얻을 수 있는 동작이다.

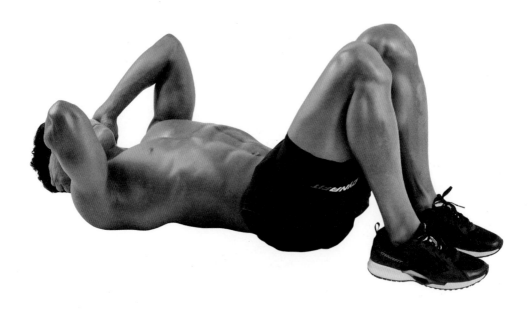

1 바닥에 누워 무릎을 세우고 손을 귀 옆에 댄다.

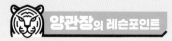

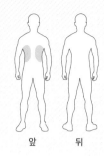

앞   뒤

자세가 불안정하면 복사근의 자극이 감소하므로 횟수보다는 자세에 더욱 집중해서 동작을 해야 한다. 양쪽을 번갈아 하는 것이 불안정하다면 한쪽씩 세트를 마무리해도 된다.

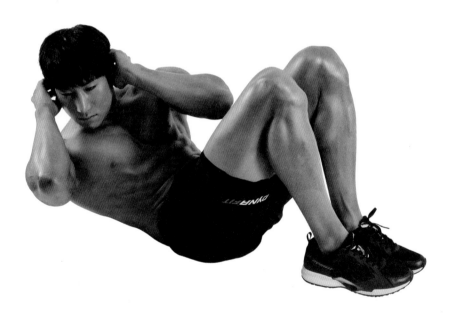

2 왼쪽 팔꿈치가 오른쪽 무릎에 닿을 정도로 상체만 오른쪽으로 말아 올렸다가 어깨가 바닥에 닿지 않을 정도로 상체를 천천히 내려 1번 동작으로 돌아온다. 1~2번 동작을 반복한다. 반대쪽도 동일하게 실시한다.

더블 트위스트 크런치

강한 고통만큼이나 강한 효과를 가져오는 운동이다. 복부의 힘으로 상체와 하체를 들어 올리고 비틀어 복근을 짜주는 동작을 반복하기 때문에 쉴 새 없이 복직근과 복사근을 자극하게 된다. 덕분에 체지방을 효과적으로 연소시키고 복근을 좀 더 선명하게 만들 수 있다.

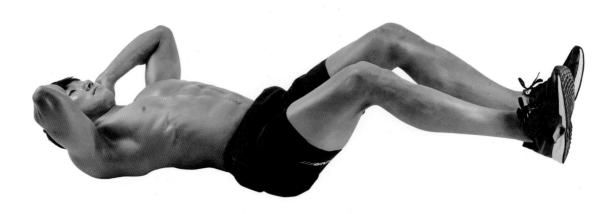

1 바닥에 누워 양발을 살짝 들고 왼쪽 무릎을 세워 양손은 귀 옆에 댄다.

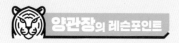
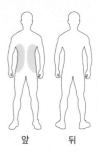

앞 뒤

동작 내내 머리와 다리가 바닥에 닿지 않도록 해서 복부에 긴장을 유지해야 한다. 양쪽을 번갈아 하는 것이 불안정하다면 한쪽씩 세트를 마무리해도 된다.

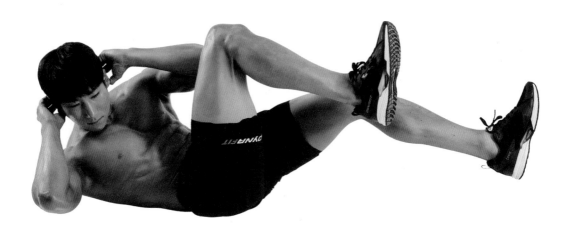

2 왼쪽 팔꿈치와 오른쪽 무릎을 당겨 터치한 후에 천천히 1번 동작으로 돌아온다.
1~2번 동작을 반복한다. 반대쪽도 동일하게 실시한다.

사이드 크런치

복부 근육을 비틀어 짜주는 효과가 있어서 옆구리와 상복부의 윤곽을 더욱 또렷하게 살릴 수 있는 동작이다. 상복부를 발달시켜주는 크런치보다 가동범위가 매우 짧기 때문에 어깨를 최대한 올려 강하게 수축시키면 더욱 효과적이다.

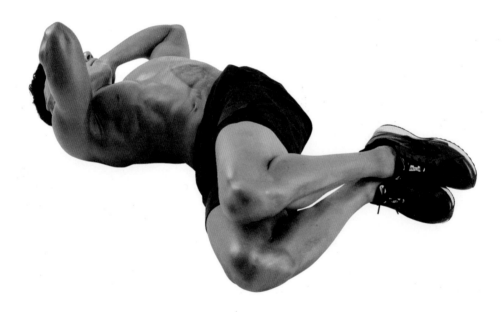

1 바닥에 누워 무릎을 세우고 한쪽으로 돌려 내린다. 바닥에 양쪽 어깨를 붙이고 양손은 귀 옆에 댄다.

246

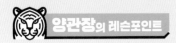
상체가 아닌, 하체를 틀어서 동작해야 하며 상체가 옆으로 돌아가지 않게 주의한다. 한쪽 세트를
마무리하고 반대쪽도 반복한다. 동작 내내 바닥에 눕힌 무릎과 어깨가 뜨지 않아야 한다.

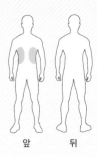

앞   뒤

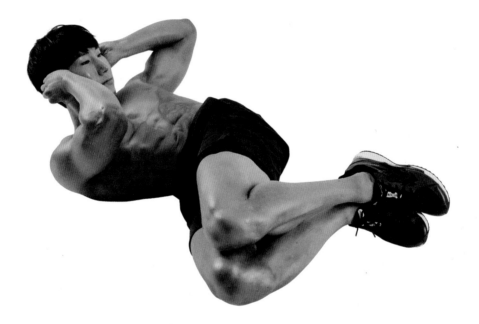

2 머리와 어깨를 최대한 들어 올렸다가 바닥에 완전히 닿지 않을 정도로 상체를 천천
히 내리기를 반복한다. 반대쪽도 동일하게 실시한다.

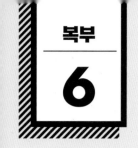

복부 6

리버스 크런치

상체가 아닌 다리만 들어 올려 복직근의 하부를 강화하는 운동이다. 다리를 들어 올릴 때는 다리가 아닌 엉덩이를 가슴 쪽으로 당겨 올린다는 생각으로 하복부에 집중하며 복부를 강하게 수축한다. 이때 무릎이 몸에 닿으면 하복부의 긴장이 풀어지므로 주의해야 한다.

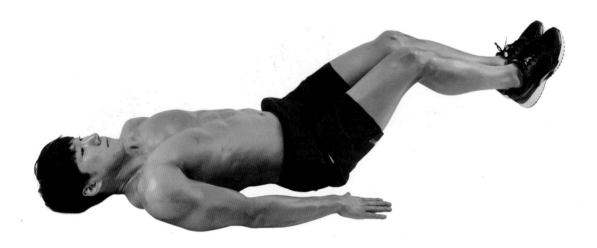

1 바닥에 누워 다리를 모아 무릎을 90도 정도로 구부린다. 양손은 자연스럽게 바닥에 내려 둔다.

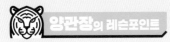

양관장의 레슨포인트

무릎을 90도로 구부려 엉덩이만 말아 올리는 일반적인 리버스 크런치 동작은 복부에 수축력을 높이는 데 효과적이다. 무릎 각도를 조금 더 펴 다리가 바닥에 닿을 정도로 내렸다가 엉덩이를 말아 올리는 동작은 가동범위가 넓어져 복직근을 완전히 이완했다가 수축시키기 때문에 복부 확장에 효과적이다. 다리를 곧게 펴면 허벅지 안쪽에 힘이 들어가 하복부의 자극이 줄어들기 때문에 동작 내내 바닥에서 허리를 떼지 않고 다리를 펴지 않도록 주의한다.

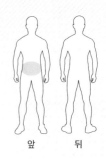

앞   뒤

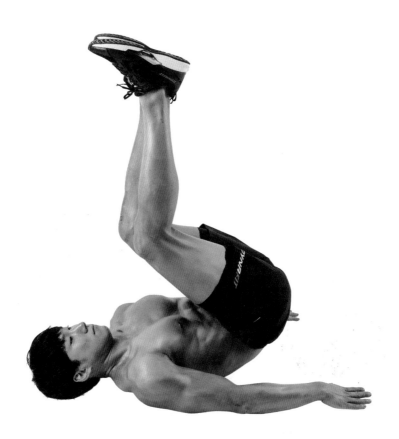

2 무릎의 각도를 유지하며 엉덩이와 다리를 가슴 쪽으로 최대한 들어 올렸다가 천천히 내려 1번 동작으로 돌아온다. 1~2번 동작을 반복한다.

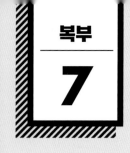
리버스 사이드 크런치

리버스 크런치에서 한 단계 더 업그레이드된 동작이다. 상체를 고정한 채 하체만 옆으로 틀어 강하게 복사근을 조여 주고 다리를 드는 동작으로 복직근의 하부를 강화해준다. 강도가 센 만큼 섬세한 빗살 모양의 옆구리 근육을 만들 수 있다.

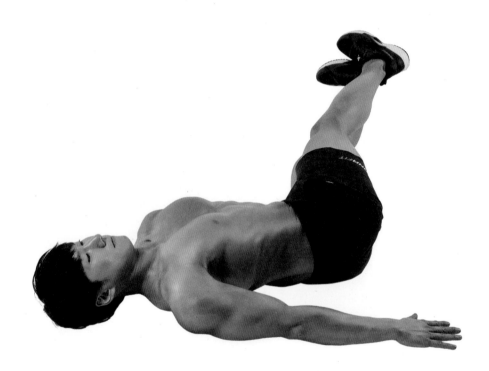

1 바닥에 누워 무릎을 구부려 하체만 한쪽으로 틀어준다. 이때 다리가 바닥에 완전히 닿지 않게 살짝 틀어준다. 양손은 바닥에 자연스럽게 두고 어깨가 바닥에서 들리지 않도록 한다.

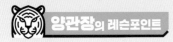

운동 내내 무릎이 벌어지지 않게 유지한다. 어깨가 들리지 않도록 단단하게 고정하고 반동을 이용하지 않는다.

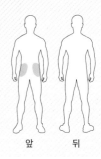

앞　　뒤

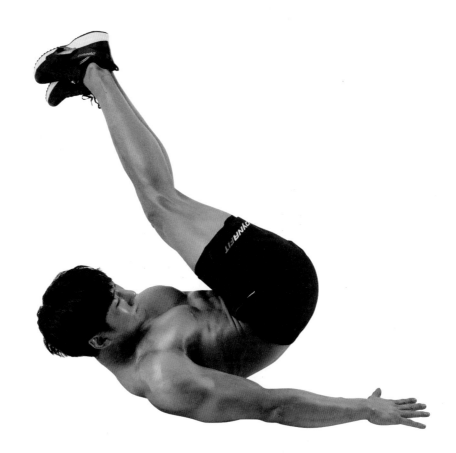

2 상체를 고정하고 엉덩이 측면을 가슴 쪽으로 최대한 말아 올렸다가 천천히 내려 1번 동작으로 돌아간다. 1~2번 동작을 양쪽 번갈아 반복한다.

251

행잉
리버스 크런치

폭발적인 힘으로 하체를 강하게 당겨 올리는 동작을 통해 하복직근에 강한 자극을 주게 된다. 복근 하나하나가 도드라지고 확장되어 두꺼운 복근을 만들 수 있다.

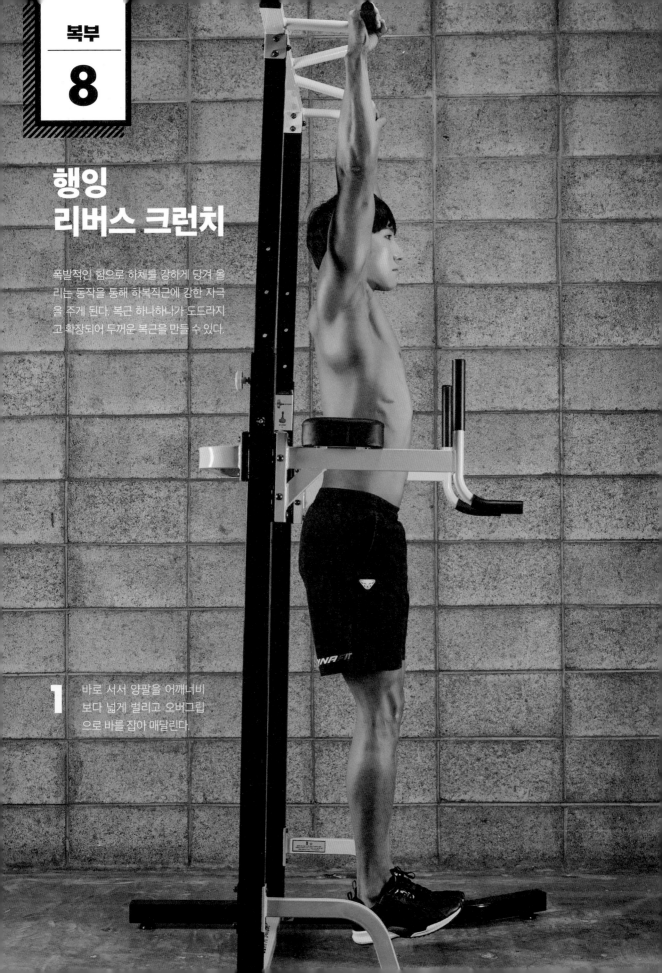

1 바로 서서 양팔을 어깨너비보다 넓게 벌리고 오버그립으로 바를 잡아 매달린다.

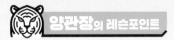

동작 내내 몸이 흔들리지 않게 잘 고정하고 최대한 반동을 이용하지 않는다. 펌핑감을 계속 유지하려면 무릎을 직각으로 하고 하복부에 굴곡을 주려면 무릎을 살짝 구부려 엉덩이를 말아서 운동한다.

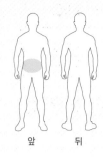

앞   뒤

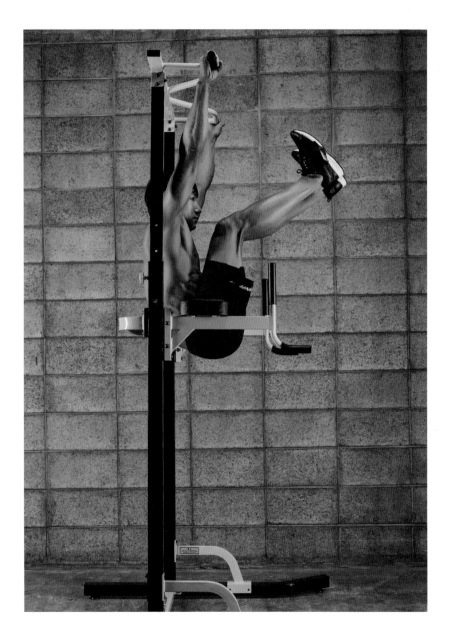

2 무릎이 가슴 높이까지 오도록 엉덩이를 말아 올렸다가 천천히 내려 1번 동작으로 돌아온다. 1~2번 동작을 반복한다.

레그 레이즈

하복직근과 척추에서부터 대퇴골로 이어지는 장요근을 단련하는 데 효과적이다. 특히 하복부를 집중적으로 단련하는 동작으로, 복근이 미세하게 보이고 윤곽이 잘 드러나지 않을 때 동작하면 섹시한 치골과 좀 더 매끈하고 탄탄한 하복부를 만들 수 있다.

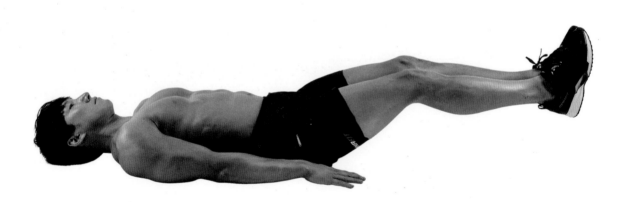

1 바닥에 누워 다리를 모아 살짝 든다. 양손은 자연스럽게 바닥에 둔다.

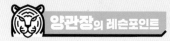

양관장의 레슨포인트

다리를 가슴 쪽으로 당겨 올린다고 생각하며 하복부에 집중하고 반동을 이용하지 않는다. 머리를 들고 동작하면 더 강한 자극을 느낄 수 있다. 다리를 내릴 때는 천천히 저항을 느끼며 내리고 바닥에 닿지 않게 주의한다.

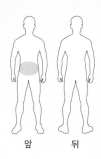

앞　　뒤

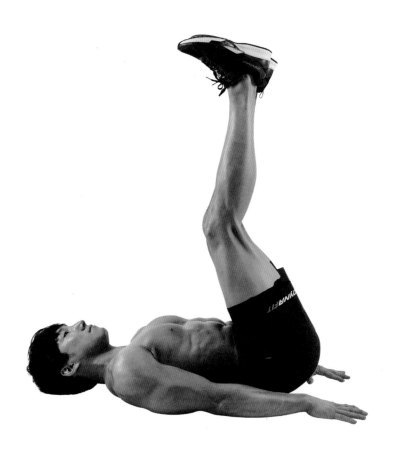

2 양발을 곧게 뻗어 올렸다가 천천히 내려 1번 동작으로 돌아온다. 1~2번 동작을 반복한다.

행잉
레그 레이즈

하복부에 강도 높은 데미지를 줘서 근육의 형태를 살리는 운동이다. 몸 전체가 바에 매달려 있는 상태이기 때문에 몸이 앞뒤로 흔들리지 않게 잘 고정하고 동작하면 불룩한 아랫배를 매끈하고 탄탄하게 만들 수 있다.

1 바로 서서 양팔을 어깨너비보다 넓게 벌리고 오버그립으로 바를 잡아 매달린다.

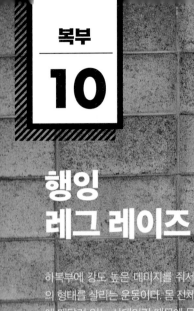

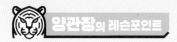

다리를 내릴 때는 바닥과 수직이 되지 않게 완전히 내리지 말고 하복부의 긴장을 유지한다. 이 동작이 어려우면 무릎만 가슴쪽으로 당겨 올려 그대로 바닥으로 내리는 행잉 니업 동작을 한다.

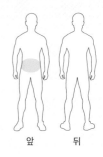

앞   뒤

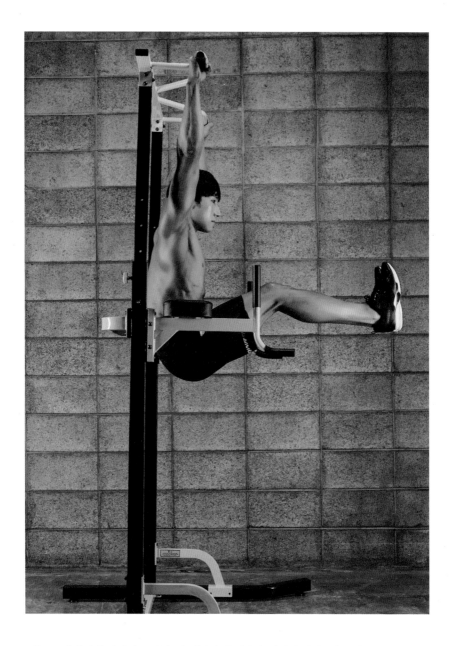

2 양다리가 바닥과 수평이 될 때까지 올렸다가 천천히 내려 1번 동작으로 돌아온다.
1~2번 동작을 반복한다.

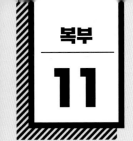

브이업

상체와 하체를 동시에 들어 올리는 동작으로 몸이 흔들리지 않게 균형 감각이 필요한 동작이다. 상복부와 하복부를 동시에 자극해 짧은 시간 안에 복근의 선명도를 높일 수 있다.

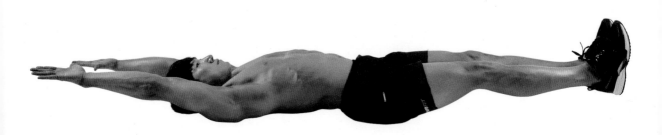

1 바닥에 누워 다리를 모아 살짝 들고 양손은 머리 위로 곧게 뻗는다.

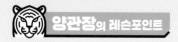

최고지점에서 몸이 V자 형태가 되도록 한다. 팔과 다리가 이루는 각도가 작아질수록 운동 강도가 증가하게 된다.

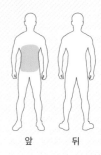

앞　　뒤

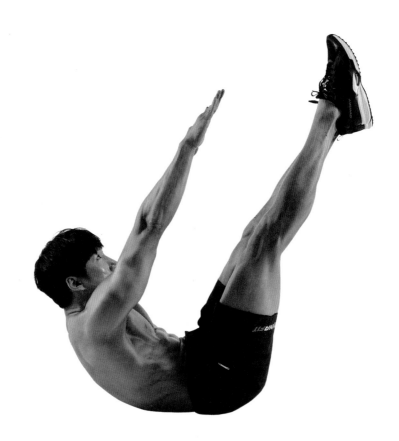

2 손끝이 발끝에 닿을 정도로 상하체를 동시에 들어 올렸다가 천천히 내려 1번 동작으로 돌아온다. 1~2번 동작을 반복한다.

니업

다리 힘이 아니라 복부의 근력을 이용해 운동을 반복해야 정확한 효과를 볼 수 있다. 반동을 이용하지 않고 오로지 복부의 힘을 이용해 동작을 반복하면 출렁이는 뱃살 대신 탄력 있는 하복부를 얻을 수 있다.

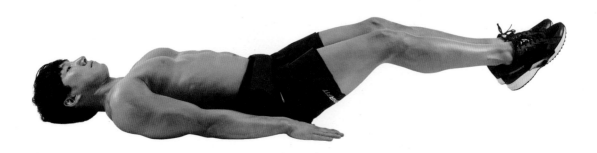

1 바닥에 누워 다리를 모아 살짝 들고 양손은 자연스럽게 내려 바닥에 둔다.

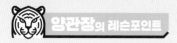

운동 강도를 높이고 싶다면 발목에 모래주머니를 차고 실시한다. 다리가 몸에 닿으면 복부의 긴
장이 줄어드니 몸에 닿기 직전까지 들어 올린다.

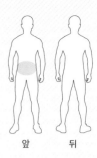

앞   뒤

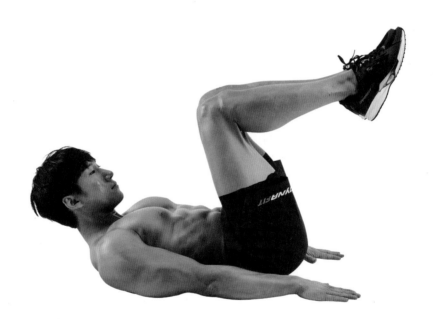

2 가슴까지 올린다는 느낌으로 무릎을 당겼다가 천천히 내려 1번 동작으로 돌아온다.
1~2번 동작을 반복한다.

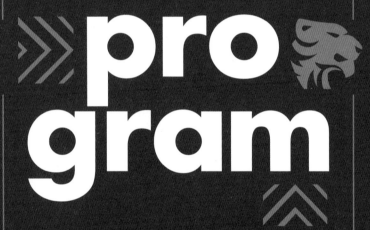

PART

3

pro
gram

부위별
프로그램

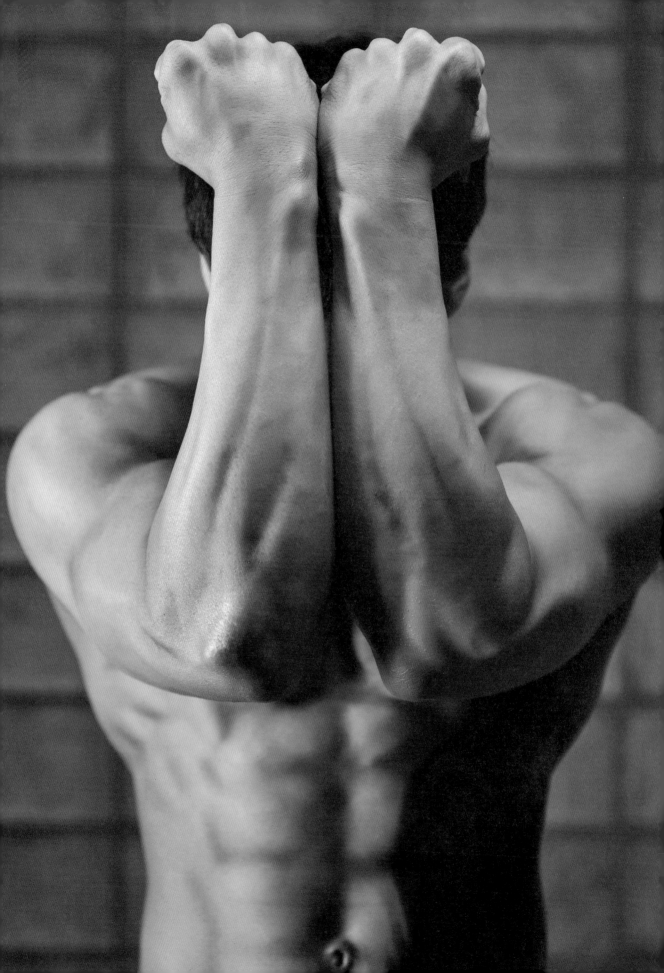

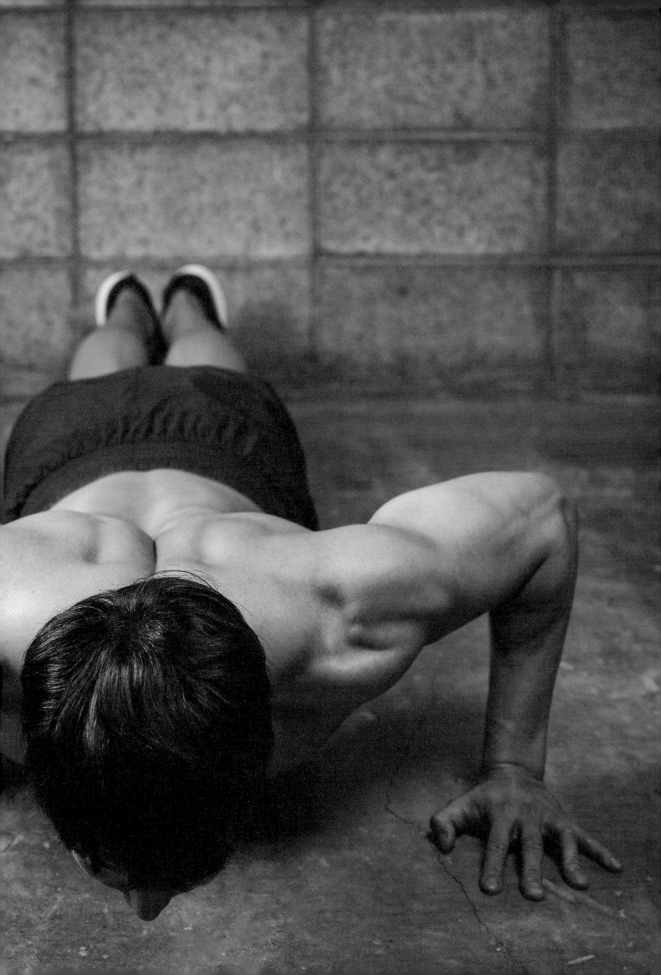

INFO

부위별 프로그램 활용법

1. 부족한 부위를 보강할 수 있는 절대적인 프로그램이다

초급자의 경우라면 총체적 난국인 경우가 대부분이지만 어느 정도 운동이 익숙해진 상태라면 서서히 자신의 부족한 부위가 거슬리기 시작할 수 있다. 이 프로그램은 그런 사람들을 위한 맞춤형 동작들을 선별한 집중 프로그램이다. 자신이 부족하다고 느끼는 부위가 있거나, 근육의 볼륨을 키우고 싶거나, 선명도를 높이고 싶다면 그에 맞는 프로그램을 선택해 운동을 시작할 때 가장 먼저 실시해 볼 것을 권한다.

2. 분할운동법과 병행할 수 있다

분할운동법을 실시할 때 특별히 어떤 운동을 선택해야 할지 모르겠다면 부위별 프로그램에서 자신에게 필요한 프로그램을 선택해 실시해 보는 것도 좋다. 예를 들어, 상체와 하체 2분할 운동법을 진행하고 있다면 하루는 가슴 프로그램의 하나를 선택해 실시하고, 하루는 하체 프로그램 중 하나를 선택해 실시하는 방법으로 진행하면 원하는 몸을 만들기 더욱 쉬울 것이다.

3. 1세트씩 모든 프로그램을 실시해도 괜찮다

만약 가슴 운동만 집중적으로 하고 싶은 날이라면 가슴 부위의 다섯 가지 프로그램을 모두 실시해도 좋다. 한 가지 동작당 1세트씩 실시하면 총 25세트를 실시할 수 있으니 하루에 소화 가능한 운동 강도라고 할 수 있다.

4. 한 달 운동 스케줄을 스스로 정해 봐도 좋다

여섯 가지 부위에 총 30개의 프로그램을 소개하고 있기 때문에 자신에게 필요한 프로그램을 골라 12주 운동 스케줄을 짜보는 것도 좋다. 자신이 보완해야 할 부분을 중복해서 실시해도 괜찮고, 매일 한 가지 프로그램씩 도전해도 좋다. 스스로 계획을 세우고 지켜나가면 운동에 대한 흥미도 유발할 수 있고 동기부여가 되기 때문에 더욱 효과적으로 몸을 만들 수 있다.

5. 횟수·세트의 고정관념을 버려라

운동에 정답은 없다. 초보자들을 위해 프로그램 활용법을 적었지만, 내 몸에 맞게끔 프로그램을 짜보기를 바란다. 무게 중심의 운동을 하려면 1동작 당 5번 이하, 펌핑력과 자극력을 원한다면 1동작 당 15번 이상으로 실시해도 된다. 1세트에서 5세트까지 무게를 점차적으로 올려서 최고점에 도달하는 방법도 있다. 5가지 동작을 연속으로 모두 해서 1세트를 마무리하고 1분 휴식을 해도 되며, 1동작을 1세트로 하고 30초 휴식 후 다음 동작으로 넘어가도 된다. 하지만 횟수든 무게든 상관없이 본인이 할 수 있는 것보다 더 도전하라! 단, 부상 위험을 초래하지 않는 선에서 해야 한다.

	월	화	수	목	금	토	일
1주							
2주							
3주							
4주							
5주							
6주							
7주							
8주							
9주							
10주							
11주							
12주							

강한 남자의 상징,
넓은 어깨 만드는 운동

어깨 근육을 전체적으로 확장시켜 넓고 듬직한, 강한 남자의 어깨를 만들 수 있는 프로그램이다. 무거운 무게를 들 수 있는 동작들을 초반에 반복하기 때문에 삼각근의 볼륨이 폭발적으로 살아나는 것을 경험하게 될 것이다. 고중량으로 반복하는 운동은 에너지가 충분할 때 먼저 실시해야 더 많은 횟수를 반복할 수 있기 때문에 프로그램 초반에 배치했다.

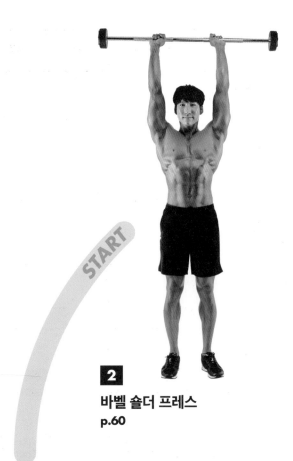

START

2
바벨 숄더 프레스
p.60

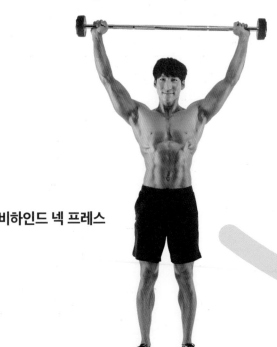

3
바벨 비하인드 넥 프레스
p.62

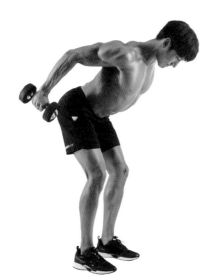

13
벤트 오버 스키 레이즈
p.82

FINISH

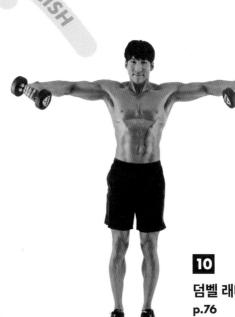

10
덤벨 래터럴 레이즈
p.76

5
바벨 업라이트 로우
p.66

정교하고 선명하게
삼각근의 분리도를 높이는 운동

삼각근의 전면, 측면, 후면을 각각 집중 공략할 수 있는 동작들을 모아 만든 프로그램이다. 어깨 측면 근육을 먼저 자극해서 피로도를 주고, 전면에서 살짝 옆면을 자극하고, 다시 전면, 후면, 측면을 공략하는 방식으로 각각의 근육을 집중적으로 자극해 정교하고 선명하게 삼각근의 분리도를 높일 수 있다.

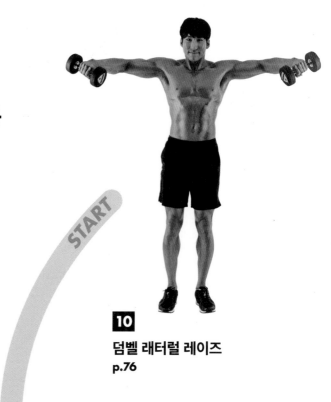

START

10
덤벨 래터럴 레이즈
p.76

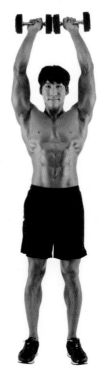

7
덤벨 아놀드 프레스
p.70

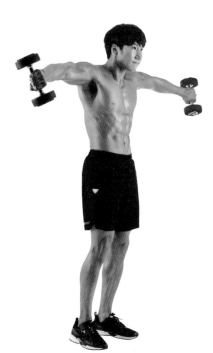

10

덤벨 래터럴 레이즈
p.76

응용 동작
손등이 정면을 바라보기

FINISH

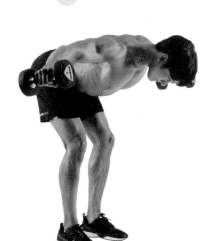

12

덤벨 벤트 오버 래터럴 레이즈
p.80

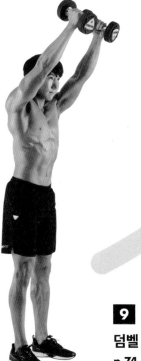

9

덤벨 프론트 레이즈
p.74

271

어깨 운동 프로그램 3

키우기 어려운 후면삼각근을 확장시키는 운동

대부분의 사람들은 후면 삼각근 운동을 마지막에 실시하는 경향이 있다. 에너지를 거의 소진한 상태에서 운동을 하면 무게나 횟수가 줄어들 수밖에 없고 효과는 그만큼 줄어들게 된다. 자신이 부족하다고 느끼는 부위는 반드시 먼저 운동하고 다른 프로그램을 실시한 후 다시 한 번 반복하는 것도 좋은 방법이다.

이 프로그램의 특이한 점은 어깨 운동 프로그램이지만 등 운동이 포함되어 있다는 것이다. 흔히 등 근육을 단련하기 위해 벤트 오버 바벨 로우를 실시하는데 이 동작은 등뿐만 아니라 어깨 후면을 더 도드라지게 만들 수 있다. 바벨을 사용해 훨씬 많은 고중량을 당길 수 있기 때문이다. 다시 말해 바벨 로우 운동 시 그동안의 어깨 후면 운동과 확연히 다른 폭발적인 볼륨감을 느낄 수 있을 것이다. 등의 움직임을 최소화하고 팔꿈치를 약간 벌려 어깨 후면의 힘으로 당기는 동작을 반복한다. 단. 처음에는 가벼운 무게로 자세를 잡는 게 중요하다.

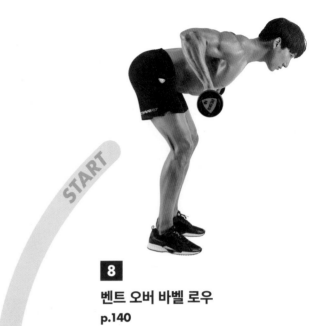

START

8

벤트 오버 바벨 로우
p.140

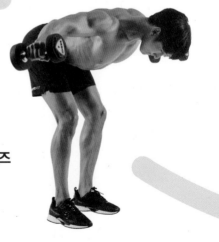

12

덤벨 벤트 오버 래터럴 레이즈
p.80

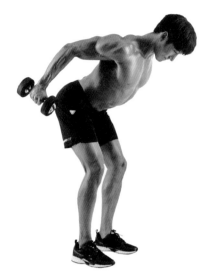

13
벤트 오버 스키 레이즈
p.82

FINISH

12
덤벨 벤트 오버 래터럴 레이즈
p.80

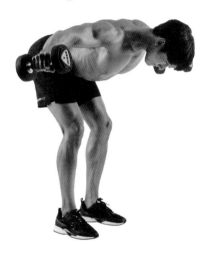

13
벤트 오버 스키 레이즈
p.82

최강의 볼륨감을 만드는 어깨 운동

체지방이 줄어들고 근육량이 폭발적으로 증가하는 동작으로 짜여진 프로그램이다. 어깨 근육의 볼륨감과 파워를 높이는 어깨 운동의 대표적인 동작들이 포함되어 있기 때문에 크고, 탄탄하고, 강한 진짜 남자의 어깨를 만들어주는 운동이다. 횟수보다 중량을 최대한 많이 치도록 노력하면 최강의 볼륨감을 경험하게 될 것이다.

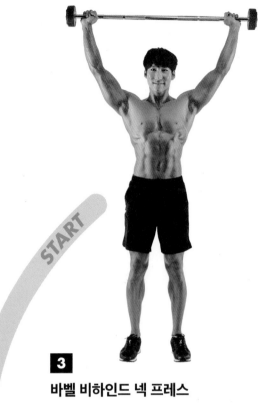

START

3
바벨 비하인드 넥 프레스
p.62

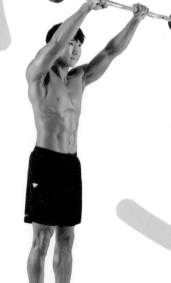

4
바벨 프론트 레이즈
p.64

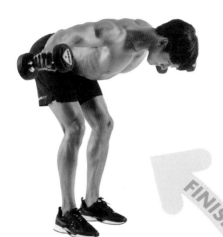

12
덤벨 벤트 오버 래터럴 레이즈
p.80

FINISH

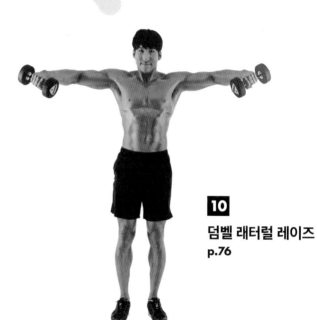

10
덤벨 래터럴 레이즈
p.76

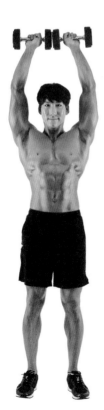

6
덤벨 숄더 프레스
p.68

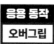
응용 동작
오버그립

어깨 ^{운동} 프로그램 5

운동
프로그램 **5**

어깨 근육을 섬세하게
조각하는 운동

바벨 없이 덤벨과 자신의 체중을 이용해 반복하
는 운동으로 이루어진 프로그램이다. 적당한 무
게로 횟수를 많이 반복하게 되면 근육의 활성도
가 높아지고 지방은 줄어들면서 섬세한 근육을
만들 수 있다. 특히 내배엽인 사람들은 기본적으
로 근육이 있지만 지방도 많이 있기 때문에 이런
프로그램을 필수적으로 실시해야 한다.

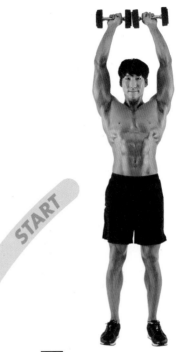

START

7

덤벨 아놀드 프레스

p.70

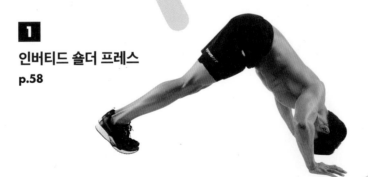

1

인버티드 숄더 프레스

p.58

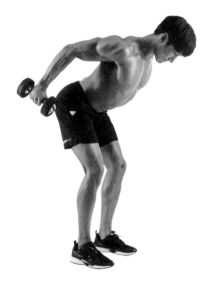

13
벤트 오버 스키 레이즈
p.82

FINISH

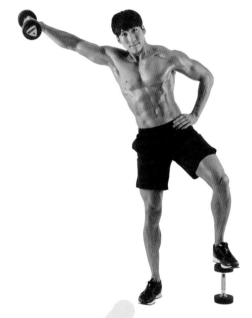

11
덤벨 사이드 라잉 레이즈
p.78

9
덤벨 프론트 레이즈
p.74

응용 동작
오버그립

넓은 가슴을
만드는 운동

가슴의 크기뿐만 아니라 모양까지 다듬을 수 있
는 프로그램이다. 바벨 벤치 프레스, 바벨 인클라
인 벤치 프레스, 바벨 디클라인 벤치프레스는 무
게를 가장 많이 칠 수 있는 가슴운동으로 가슴 중
간, 위, 밑 부분을 골고루 자극해서 넓은 가슴을
만들어준다. 덤벨 풀오버는 가슴을 앞으로 도드
라지게 볼륨감을 업시키는 효과를 주고, 덤벨 플
라이는 가슴을 모아지게 만들어 전체적인 모양
까지 잡을 수 있다.

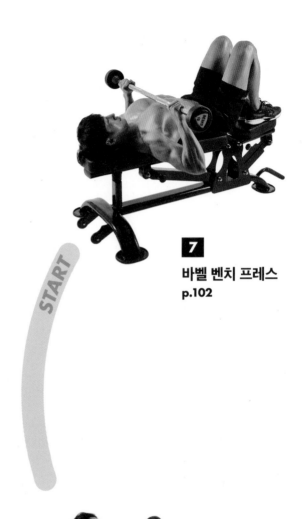

START

7
바벨 벤치 프레스
p.102

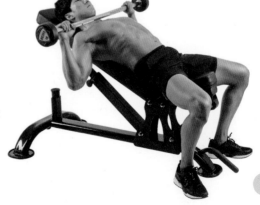

8
바벨 인클라인 벤치 프레스
p.104

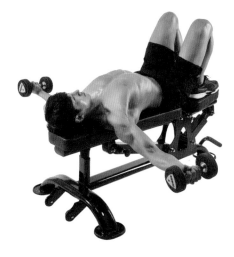

13
덤벨 플라이
p.114

FINISH

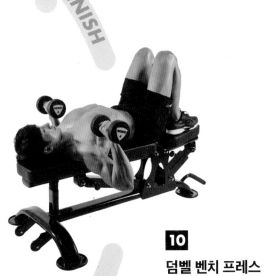

10
덤벨 벤치 프레스
p.108

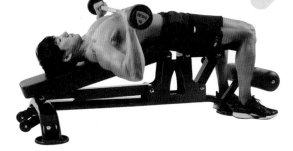

9
바벨 디클라인 벤치 프레스
p.106

조각 같은 가슴을 완성하는 운동

덤벨 운동은 많은 횟수를 반복할 수 있기 때문에 근육의 피로도를 증가시켜 탄탄한 가슴을 만들 수 있다. 뿐만 아니라 바벨 운동보다 근육을 섬세하게 다듬을 수 있다. 덤벨 운동으로 이루어진 이번 프로그램은 근육의 피로도를 증가시켜 가슴 안쪽 근육을 탄탄하게 만들고 가슴 중간, 위, 밑 부분을 차례대로 단련해 가슴을 확장시키면서 분리도를 높일 수 있다. 마지막으로 다시 한 번 근육의 피로도를 극도로 증가시켜 선명한 가슴골을 만들어 탄력 넘치는 가슴을 만들어준다.

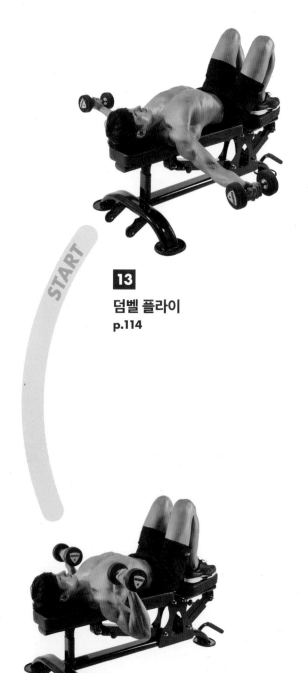

START

13
덤벨 플라이
p.114

10
덤벨 벤치 프레스
p.108

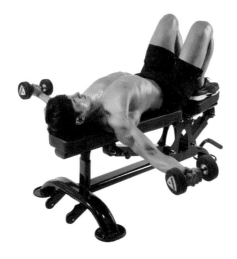

13
덤벨 플라이
p.114

FINISH

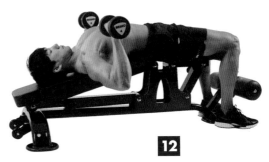

12
덤벨 디클라인 벤치 프레스
p.112

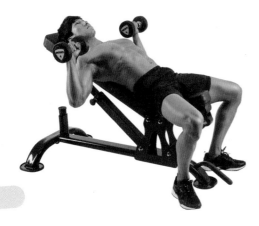

11
덤벨 인클라인 벤치 프레스
p.110

밑 가슴 라인을
선명하게 만드는 운동

밑 가슴 라인이 선명해야 좀 더 완벽한 가슴 근육을 만들 수 있다. 하지만 밑 가슴 라인을 선명하게 만들기 어려워하는 사람들이 생각보다 많다. 밑 가슴 라인을 만드는 포인트는 저항성이 큰 운동을 해서 볼륨감을 살린 후 섬세하게 다듬는 과정을 반복해야 하는 것이다. 이 프로그램에서는 무거운 중량의 바벨 운동으로 가슴의 볼륨감을 살리고, 덤벨 운동으로 가슴을 다듬고, 다시 자신의 체중으로 가슴을 단단하게 조이고, 가슴의 피로도를 증가시킨 후, 덤벨 운동으로 모양을 잡아주어 확실하게 도드라지는 밑 가슴 라인을 완성할 수 있다.

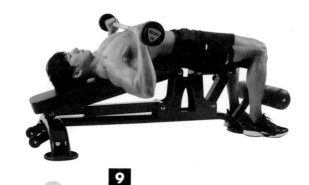

9
바벨 디클라인 벤치 프레스
p.106

START

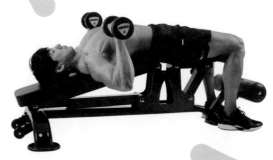

12
덤벨 디클라인 벤치 프레스
p.112

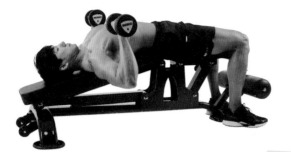

12
덤벨 디클라인 벤치 프레스
p.112

FINISH

2
인클라인 푸시업
p.92

응용 동작
언더그립

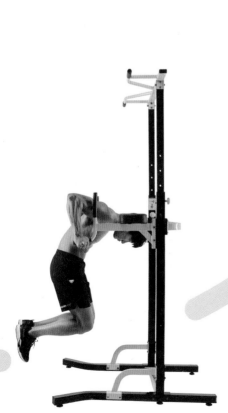

15
딥스
p.118

윗가슴부터 차오르는
최강 볼륨 업 운동

가슴 근육은 윗가슴부터 채워져야 볼륨감이 훨씬 더 살아난다. 이 프로그램은 단순한 윗가슴 운동이 아니라 그야말로 가슴 근육을 못살게 구는 운동이다! 다 끝났다고 생각했을 때 다시 시작하는 방법으로 근육의 저항성과 피로도를 극도로 증가시켜 볼륨감과 탄력을 높이는 방식이다. 윗가슴을 단련하는 바벨 운동으로 볼륨감을 살리고, 덤벨 운동으로 모양을 다듬고, 푸시업을 해서 가슴 근육의 피로도를 극도로 높이고, 모양을 잡아준 후, 다시 가슴 근육의 피로도를 높이는 형태로 진행된다.

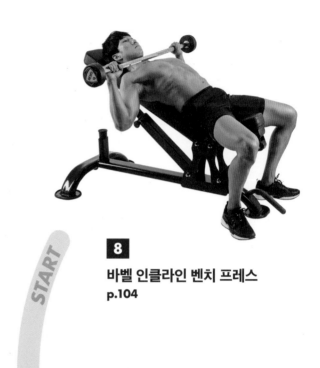

START

8
바벨 인클라인 벤치 프레스
p.104

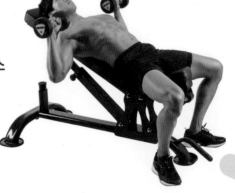

11
덤벨 인클라인 벤치 프레스
p.110

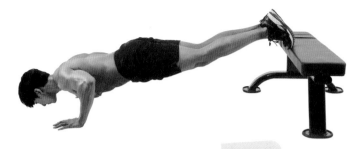

3

디클라인 푸시업
p.94

FINISH

11

덤벨 인클라인 벤치 프레스
p.110

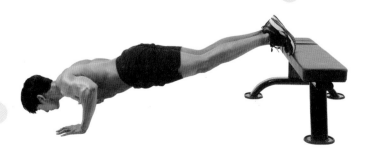

3

디클라인 푸시업
p.94

가슴 운동 프로그램 5

탄탄하게 모아진 가슴을 만드는 운동

무거운 중량이 아니라 가벼운 무게로 가슴 전체 근육을 모아주고 짜주는 운동을 반복해 탄력도를 높이는 프로그램이다. 덤벨을 놓고 푸시업하면 가슴은 더 확장되고, 얼터네이트 푸시업으로 가슴을 전체적으로 자극하고, 덤벨 벤치 프레스로 가슴의 볼륨감까지 살려 모양을 잡는다. 마지막으로 디클라인, 인클라인 푸시업으로 가슴의 상부와 하부를 모두 자극해 마치 갑옷을 입은 것처럼 탄탄하게 모아진 근육을 만들 수 있다.

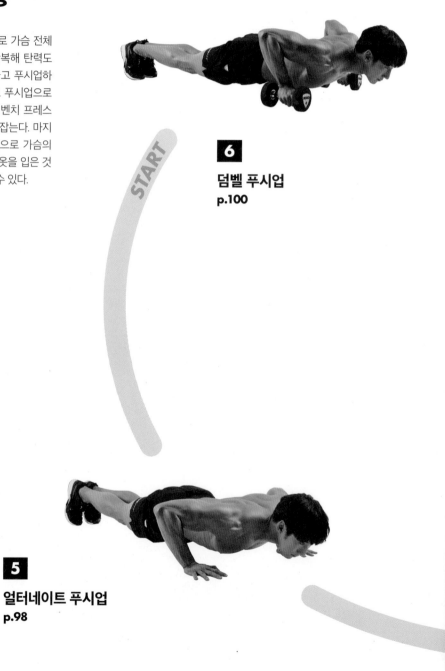

START

6
덤벨 푸시업
p.100

5
얼터네이트 푸시업
p.98

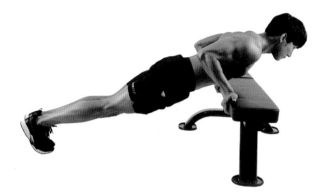

2
인클라인 푸시업
p.92

응용 동작
언더그립

FINISH

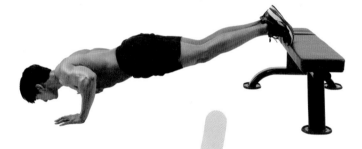

3
디클라인 푸시업
p.94

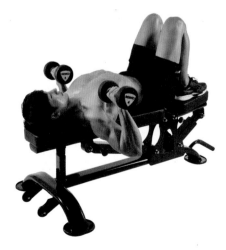

10
덤벨 벤치 프레스
p.108

두툼한 등 근육
만드는 운동

전체적인 등 근육, 척추기립근, 어깨 후면 삼각근까지 자극해 상체 뒤쪽의 거의 모든 근육을 강화하는 프로그램이다. 무거운 중량으로 등 전체 근육의 볼륨감을 살리면서 가운데로 모아주는 핵심적 동작을 반복하기 때문에 크고 두툼한 등 근육을 완성할 수 있다. 특히 벤트 오버 바벨 로우와 덤벨 로우는 등 근육을 강화하는 운동이지만 등 근육이 지치면 후면 삼각근에 자극이 가기 때문에 잘 만들어지지 않는 어깨 후면까지 강화시킬 수 있다.

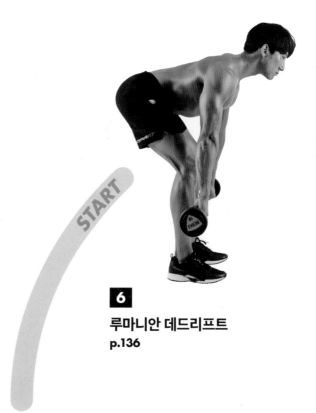

START

6
루마니안 데드리프트
p.136

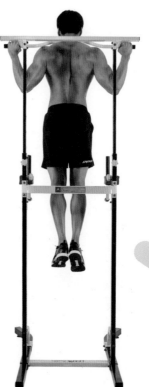

3
비하인드 넥 풀업
p.130

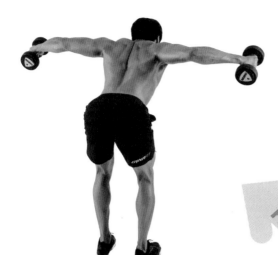

16
덤벨 리버스 플라이
p.156

FINISH

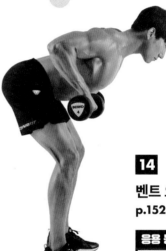

14
벤트 오버 덤벨 로우
p.152

응용 동작
오버그립

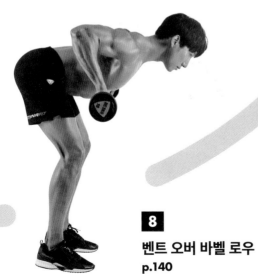

8
벤트 오버 바벨 로우
p.140

성난 코브라처럼
등의 옆 사이즈를 늘리는 운동

마치 성난 코브라의 머리처럼 강인하게 옆으로 넓게 뻗은 등 근육을 만드는 데 최적화된 프로그램이다. 등 근육의 옆 사이즈를 늘리는 운동으로, 단순하게 넓은 등 근육이 아니라 광배근의 하부를 확장시켜 역삼각형의 매력적인 등 라인을 만들 수 있는 운동이다. 오버그립으로 실시하는 벤트 오버 바벨 로우는 등 상부의 상판 운동이지만 상체를 살짝 세운 상태에서 언더그립으로 실시하는 벤트 오버 바벨 로우는 광배근의 하부가 확장되는 운동이다.

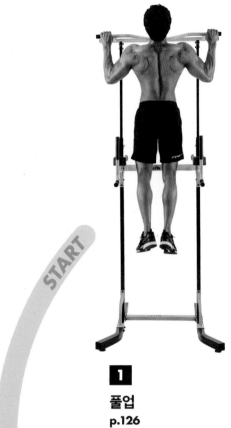

START

1
풀업
p.126

8
벤트 오버 바벨 로우
p.140

응용 동작
언더그립

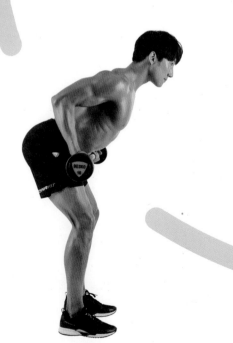

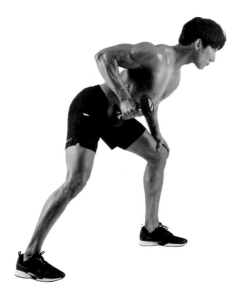

15
원암 덤벨 로우
p.154

FINISH

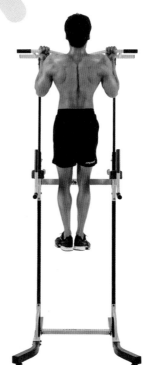

4
친업
p.132

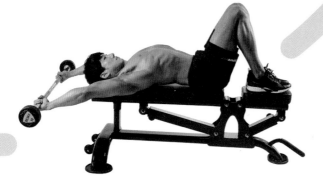

9
라잉 바벨 풀오버
p.142

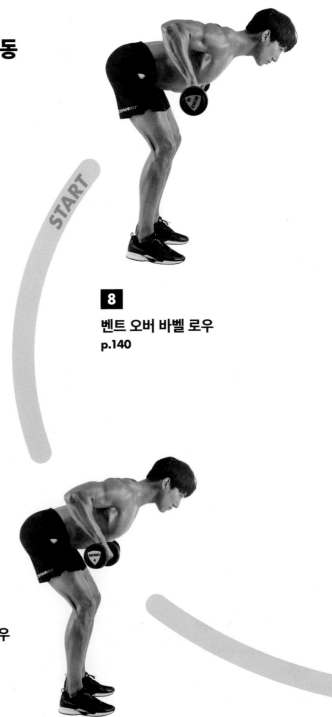

등 운동 프로그램 3

비포장도로같이 등 상부의 밋밋함을 없애는 운동

등의 밋밋함을 없애고 등 근육의 중심부를 집중적으로 발달시킬 수 있는 프로그램이다. 특히 가슴을 모아주듯 견갑골을 모아주는 운동을 반복적으로 실시해 등의 중심부를 탄탄하게 정돈할 수 있다. 또한 광배근의 상부와 등의 중심부인 하부 승모근, 능형근 발달에 효과적인 비하인드 넥 풀업을 통해 등의 중심부를 울퉁불퉁한 비포장도로처럼 볼륨감 있고 단단하게 만들 수 있다.

START

8
벤트 오버 바벨 로우
p.140

14
벤트 오버 덤벨 로우
p.152

응용 동작
오버그립

292

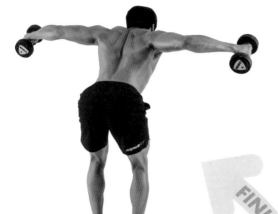

16
덤벨 리버스 플라이
p.156

FINISH

2
인버티드 풀업
p.128

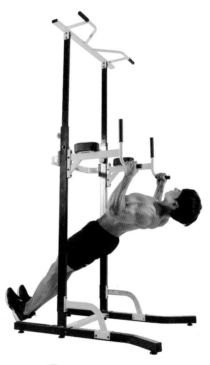

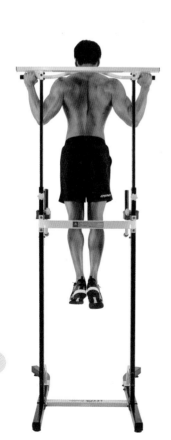

3
비하인드 넥 풀업
p.130

탄탄하고 길게 뻗어 내린 등 하부를 만드는 운동

광배근의 하부를 단련하는 프로그램으로 등의 상부나 중심부의 볼륨감보다는 척추, 엉덩이 부위까지 자극을 줘서 길게 뻗어 내린 매끈하고 탄탄한 등 근육을 만들 수 있는 운동이다. 즉, 등의 너비나 사이즈, 볼륨감에 집중된 운동이 아니라 등의 길이를 시원하게 늘이고 좀 더 섬세하게 만들어 탄력을 증가시키는 운동이라고 할 수 있다.

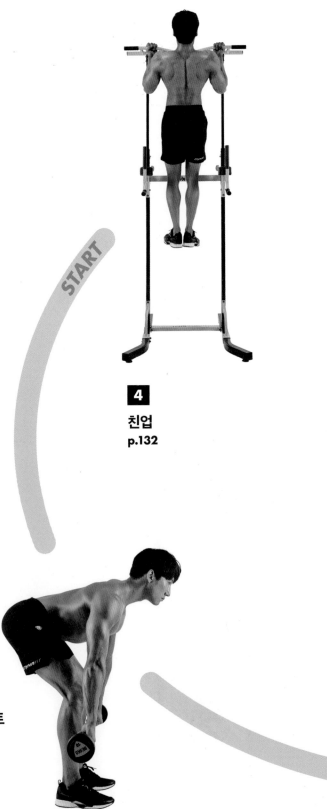

START

4
친업
p.132

6
루마니안 데드리프트
p.136

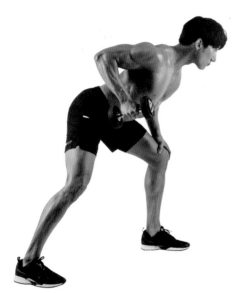

15
원암 덤벨 로우
p.154

FINISH

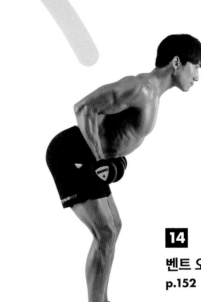

14
벤트 오버 덤벨 로우
p.152

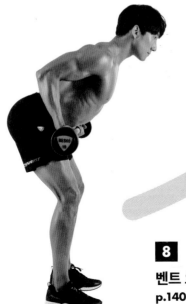

8
벤트 오버 바벨 로우
p.140

응용 동작
언더그립

등 근육의 단련으로
강력한 힘을 기르는 운동

고중량으로 끌어당기는 동작을 반복하며 등 근육을 단련하면서 폭발적인 힘을 기를 수 있는 프로그램이다. 그뿐만 아니라 인체의 중심부인 척추, 골반, 복부를 지탱하는 코어를 단련할 수 있어 운동 수행 능력을 늘릴 수 있고 바른 자세를 유지할 수도 있다. 등 운동 중에서 컨벤셔널 데드리프트는 무게를 가장 많이 칠 수 있는 운동이다. 반복적으로 무게를 많이 치다보면 근육은 확장되고 그만큼 파워도 폭발적으로 증가하게 된다. 기본적으로 상체의 힘을 기를 수 있는 운동에 코어를 단련하는 운동으로 이루어진 프로그램이다.

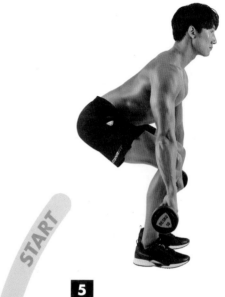

START

5
컨벤셔널 데드리프트
p.134

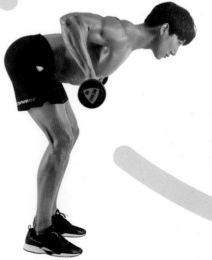

8
벤트 오버 바벨 로우
p.140

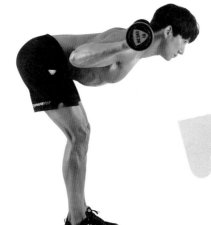

7
굿모닝
p.138

FINISH

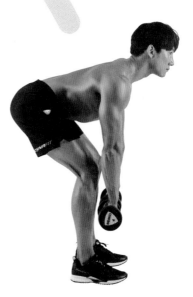

13
덤벨 루마니안 데드리프트
p.150

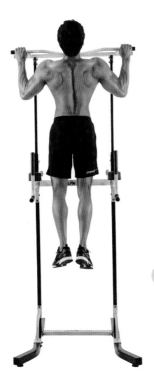

1
풀업
p.126

남성미를 업그레이드시키는
하체 근육 확장 운동

하체 근육을 크고 탄력 있게 만드는 가장 기본적인 운동으로 이루어진 프로그램이다. 무거운 무게를 들 수 있을 정도로 에너지가 충분할 때 실행하는 것이 근육 확장에 더욱 효과적이다. 허벅지뿐만 아니라 터질 듯 탄탄한 종아리까지 만들 수 있는 운동이 포함되어 있어 하체의 상하운동이 모두 가능하다.

START

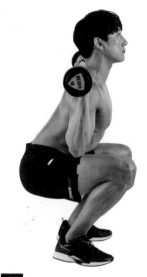

3
백 풀 스쿼트
p.168

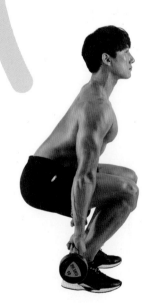

6
바벨 핵 스쿼트
p.176

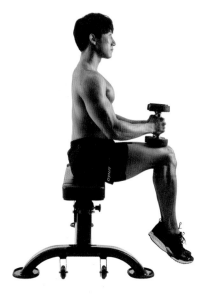

12
시티드 카프 레이즈
p.188

FINISH

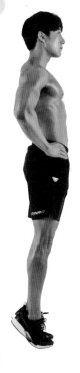

10
스탠딩 카프 레이즈
p.184

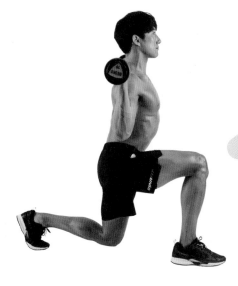

8
얼터네이트 런지
p.180

하체 운동 프로그램 2

말 근육처럼 하체의 분리도를 높이는 운동

크고 탄탄한 하체 근육을 만들었다면 이제 섬세하게 근육을 조각해 입체적인 하체를 만들 필요가 있다. 하체의 상부와 하부를 모두 섬세하게 만들어 남자의 상징인 하체 근육을 탄탄하게 조각할 수 있는 프로그램이다. 오버헤드 스쿼트는 일반적인 스쿼트보다 팔을 높이 들고 있기 때문에 허벅지의 힘으로 균형을 잡아야 해서 앞, 뒤, 옆면을 모두 고르게 발달시킬 수 있다. 또한 점핑 스쿼트를 통해 하체를 극도로 예민하게 만든 후, 워킹 런지로 근육의 피로도를 높이면 하체의 분리도를 훨씬 더 높일 수 있다.

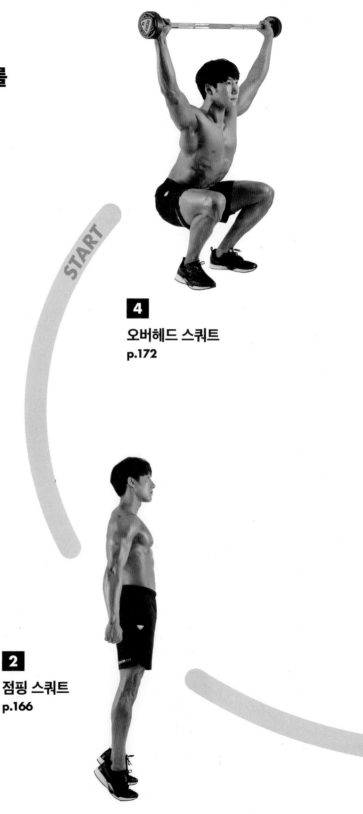

START

4

오버헤드 스쿼트
p.172

2

점핑 스쿼트
p.166

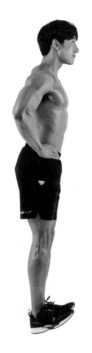

13
리버스 카프 레이즈
p.190

FINISH

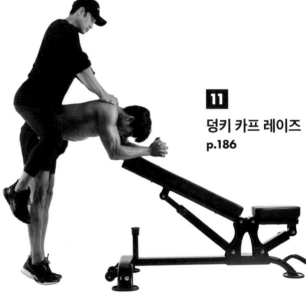

11
덩키 카프 레이즈
p.186

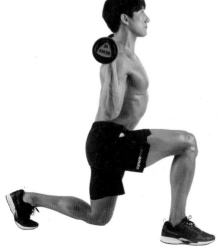

9
워킹 런지
p.182

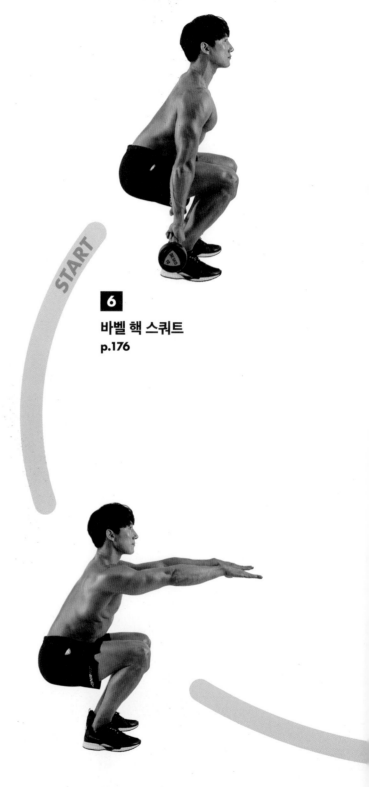

하체 운동 프로그램 3

다리 라인을 슬림하게 정돈하는 운동

남성적이고 두꺼운 하체보다 타이트한 팬츠를 세련되게 소화할 수 있을 정도로 슬림한 다리라 인을 원하는 이들에게 꼭 필요한 프로그램이다. 고중량의 운동으로 허벅지의 근육을 확장시키는 운동이 아니라 허벅지에 긴장감만 줄 수 있는 운동이기 때문에 하체가 두꺼워지지 않으면서 탄 탄한 허벅지를 만들 수 있다. 면도하듯, 깔끔하게 다리 라인을 정돈할 수 있는 프로그램으로 내배 엽이 실시하면 좋은 운동이다.

START

6

바벨 핵 스쿼트
p.176

1

에어 스쿼트
p.164

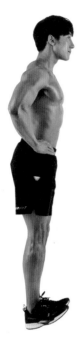

13
리버스 카프 레이즈
p.190

FINISH

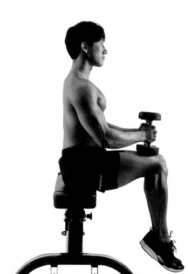

12
시티드 카프 레이즈
p.188

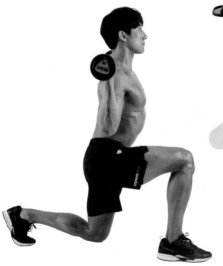

9
워킹 런지
p.182

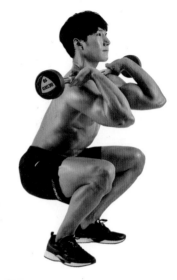

하체 운동 프로그램 4

탄력적인 힙 라인으로
매력적인 뒤태를 완성하는 운동

하체 운동을 할 때 고관절과 힙에 데미지를 주려면 허리를 좀 더 숙인 상태로 운동하면 효과적이다. 스쿼트와 런지 자세를 약간만 변형해서 힙 라인을 탄력적으로 만들 수 있는 프로그램이다. 엉덩이가 탄탄하게 올라붙어야 상대적으로 다리가 길어 보이는 효과를 기대할 수 있다. 반복적으로 운동하면 매끈하고 길어 보이는, 탄력적인 뒤태를 만들 수 있다.

START

5
프론트 스쿼트
p.174

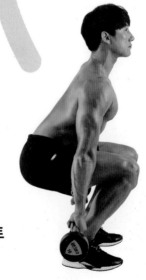

6
바벨 핵 스쿼트
p.176

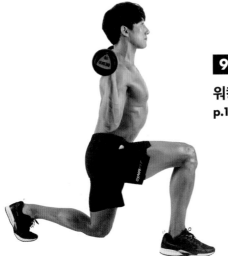

9
워킹 런지
p.182

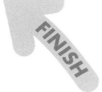

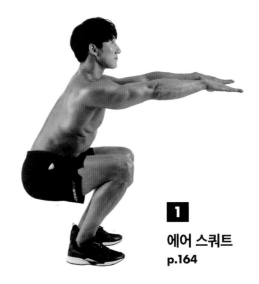

1
에어 스쿼트
p.164

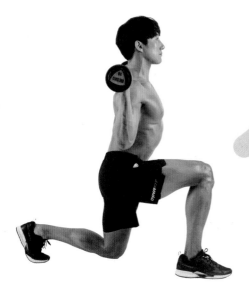

7
고정 런지
p.178

305

하체 운동 프로그램 5

쌍쌍하고 탄탄한
하체 근육을 만드는 운동

허벅지의 펌핑감과 탄력을 높일 수 있는 프로그램이다. 무거운 중량이 아닌 가벼운 중량으로 많은 횟수를 반복하면 근육에 극도의 긴장감과 고통을 주게 되어 펌핑감과 탄력이 높아진다. 물론 근육의 펌핑감은 일시적일 수 있지만 반복 운동을 통해 탄탄한 하체 근육이 만들어지고 결과적으로는 근지구력이 늘어나게 된다. 하체의 힘이 뒷받침되어야 상체 운동 효과도 극대화할 수 있다는 사실을 기억할 것.

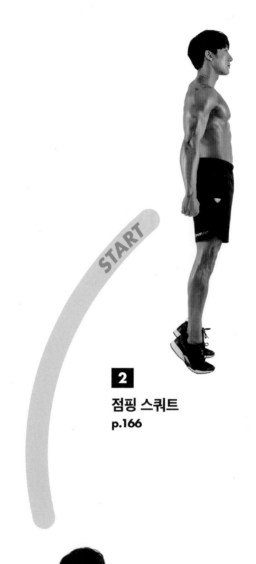

START

2
점핑 스쿼트
p.166

1
에어 스쿼트
p.164

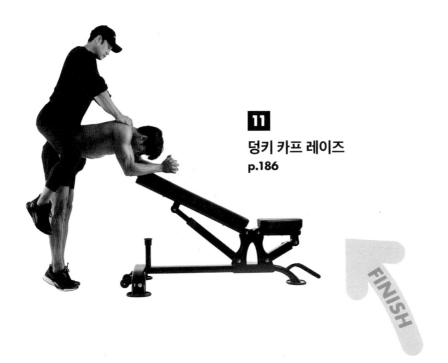

11
덩키 카프 레이즈
p.186

FINISH

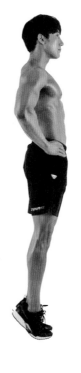

10
스탠딩 카프 레이즈
p.184

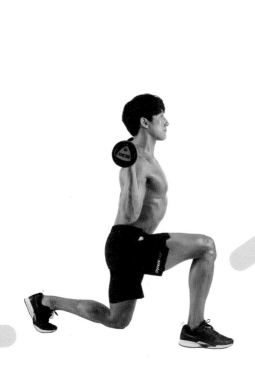

8
얼터네이트 런지
p.180

터질 듯 꽉 찬 매력,
삼두근을 확장시키는 운동

삼두근 확장성 운동의 총집합 프로그램이라 해도 과언이 아니다. 삼두근을 크게 만들기 위해서는 저항성 운동이 필수적인데 바벨을 좁게 잡고 동작을 반복하면 저항성이 극도로 높아진다. 클로즈그립 벤치 프레스뿐만 아니라 오버헤드 익스텐션, 라잉 익스텐션을 모두 그립을 좁게 잡고 실행해보자. 삼두근의 볼륨감이 터질 듯 차오르는 것을 느끼게 될 것이다.

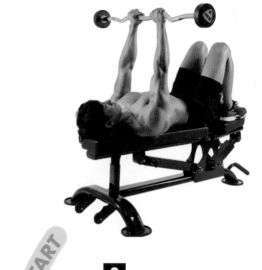

START

2
클로즈그립 벤치프레스
p.200

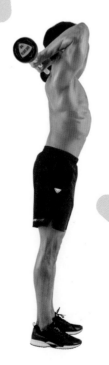

3
오버헤드 익스텐션
p.202

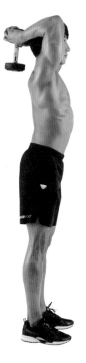

6
오버헤드 덤벨 익스텐션
p.210

FINISH

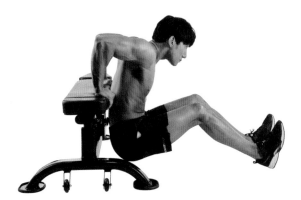

4
벤치 딥
p.204

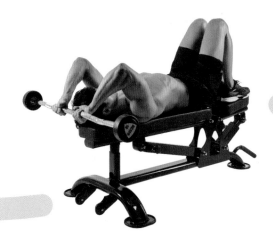

1
라잉 익스텐션
p.198

말발굽 모양의
삼두근을 만드는 운동

삼두근의 모양을 잡아주는 운동으로 이루어진 프로그램이다. 크기만 키운 삼두근은 근육이 둔해 보일 수 있기 때문에 경계가 생기도록 분리도를 높이는 운동을 병행해주는 것이 포인트다. 그립을 잡을 때 손목을 살짝 틀어주면 삼두의 외측두가 발달하게 된다. 특히 덤벨 킥백은 엄지를 외전시켜서 그립을 잡으면 외측두에 더 많은 자극을 주기 때문에 말발굽 모양의 선명한 삼두근을 만들 수 있다.

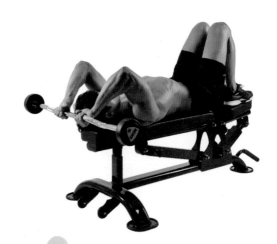

START

1
라잉 익스텐션
p.198

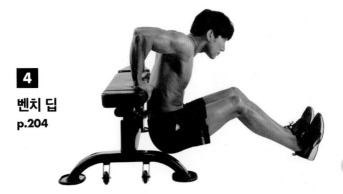

4
벤치 딥
p.204

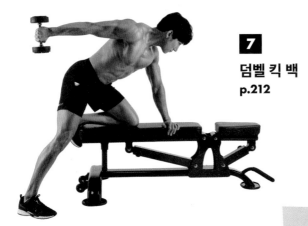

7
덤벨 킥 백
p.212

FINISH

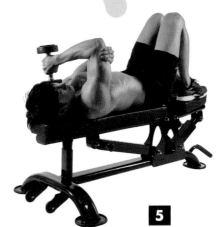

5
라잉 덤벨 익스텐션
p.206

응용 동작
라잉 어시스트 원암 덤벨 익스텐션

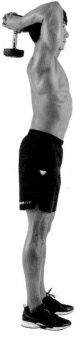

6
오버헤드 덤벨 익스텐션
p.210

민소매도 자신 있게!
이두근을 확장시키는 운동

이두근의 크기를 다지는 운동을 모아 놓은 프로
그램이다. 바벨 컬과 덤벨 컬로 이두근 운동을 먼
저 시행하고 리버스 바벨 컬과 해머 컬로 상완근
운동에 집중한다. 마지막으로 컨센트레이션 컬
로 이두의 봉우리까지 만들면 이두 전체의 볼륨
감을 최대한 끌어올릴 수 있다. 이두근 운동을 할
때는 반드시 상완근 운동까지 병행해야 앞에서
봤을 때 팔이 두꺼워 보이는 효과가 있다.

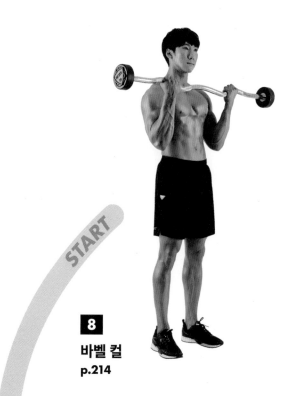

START

8
바벨 컬
p.214

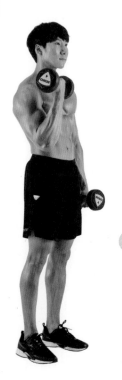

10
덤벨 컬
p.218

응용 동작
원암 덤벨 컬

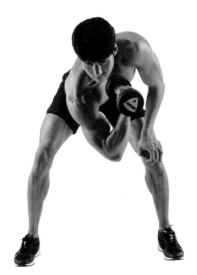

12
컨센트레이션 컬
p.222

FINISH

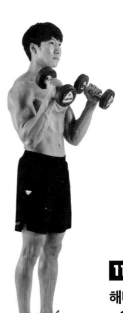

11
해머 컬
p.220

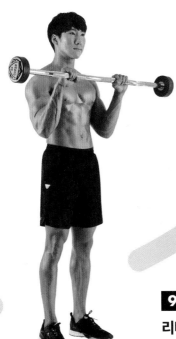

9
리버스 바벨 컬
p.216

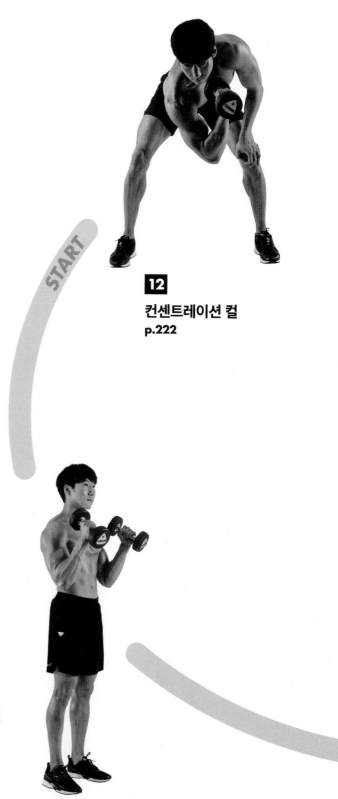

팔 운동 프로그램 4

이두근의 선명도를 높이는 운동

이두근의 볼륨감을 먼저 키운 후 이두근을 썼다 상완근을 썼다 반복하며 분리도를 높이는 프로그램이다. 이두의 분리도를 높이면 근육의 경계선이 선명하게 드러나면서 볼륨감도 훨씬 더 살아난다. 운동 좀 하는 남자라는 강한 인상을 줄 수 있는 프로그램으로 꾸준히 반복하면 볼륨과 선명도를 모두 가질 수 있다.

START

12
컨센트레이션 컬
p.222

11
해머 컬
p.220

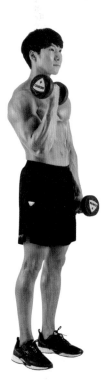

10
덤벨 컬
p.218

응용 동작
원암 덤벨 컬

FINISH

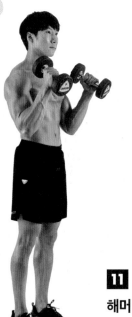

11
해머 컬
p.220

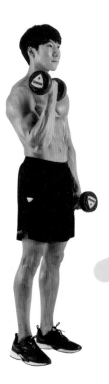

10
덤벨 컬
p.218

응용 동작
원암 덤벨 컬

강하고 선명하게 갈라지는 전완부를 만드는 운동

셔츠를 살짝 걷어 올렸을 때 드러나는 팔 부위는 이두, 삼두가 아닌 팔꿈치 아래 전완부다. 선명하게 갈라진 전완근은 굳이 노골적으로 드러내지 않아도 강인한 인상을 더해줄 수 있는 신체 부위다. 리스트 컬 운동을 조합한 이 프로그램은 전완부를 확장시키고 분리도를 높일 수 있는 운동으로 이루어져 있다. 전완부를 강하게 만들면서 선명하게 갈라지도록 만들고 싶다면 매우 효과적인 운동이 될 수 있다.

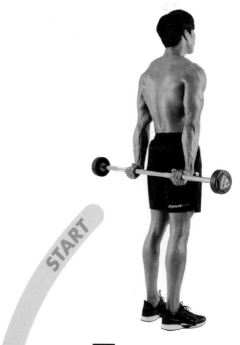

START

14
비하인드 백 리스트 컬
p.226

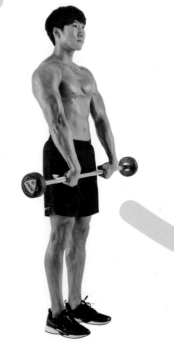

13
리스트 컬
p.224

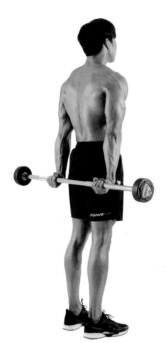

14
비하인드 백 리스트 컬
p.226

FINISH

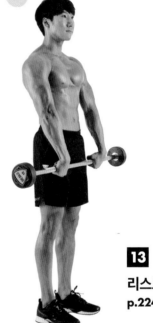

13
리스트 컬
p.224

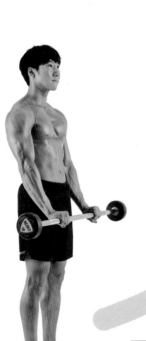

15
리버스 리스트 컬
p.228

복부 운동 프로그램 **1**

하복부의 윤곽을 살리는 운동

하복부에 집중적으로 데미지를 줘서 복근을 만들고 윤곽을 살리는 프로그램이다. 하복부의 복근은 체지방 때문에 여간해서는 잘 드러나지 않는 부위라 만들기 어려운 근육 중 하나다. 유산소 운동을 병행하며 프로그램을 반복하면 하복부의 윤곽이 서서히 드러나며 선명한 복근을 만들 수 있게 될 것이다.

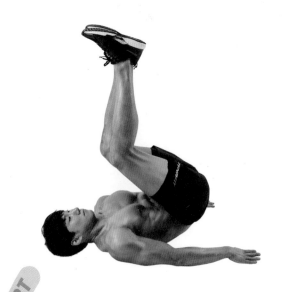

START

6
리버스 크런치
p.248

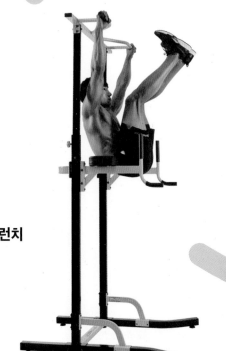

8
행잉 리버스 크런치
p.252

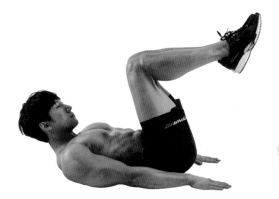

12
니업
p.260

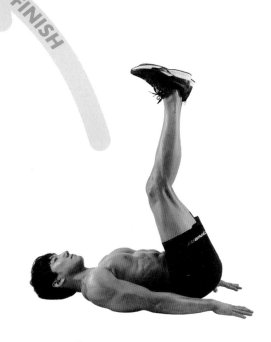

FINISH

9
레그 레이즈
p.254

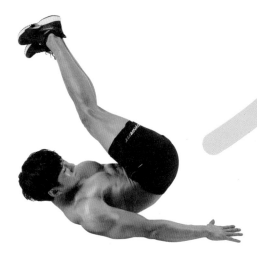

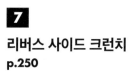

7
리버스 사이드 크런치
p.250

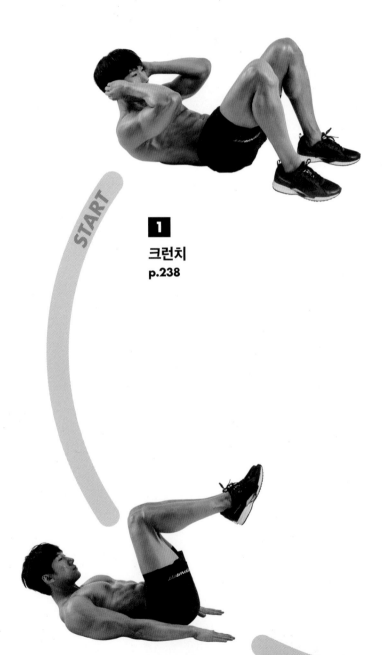

복부 운동 프로그램 2

상복부의 윤곽을 살리는 운동

상복부의 볼륨감을 살리면서 선명한 윤곽을 만드는 프로그램이다. 운동을 많이 하지 않아도 체지방이 없는 저체중이라면 상복부의 복근은 나타날 수 있다. 하지만 이런 경우 복근이 앞으로 도드라지지는 않고 갈라지기만 한 경우가 많다. 이 프로그램은 상복부의 근육을 자극하면서 체지방 제거에도 도움을 주고 하복부와 외복사근까지 동시에 자극할 수 있기 때문에 좀 더 선명한 상복부의 윤곽을 살릴 수 있다.

START

1
크런치
p.238

12
니업
p.260

5
사이드 크런치
p.246

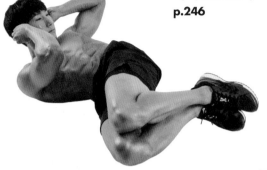

FINISH

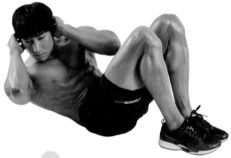

3
트위스트 크런치
p.242

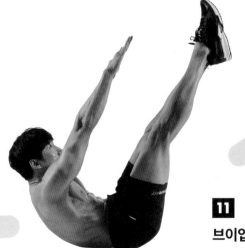

11
브이업
p.258

복근 하나하나가 두툼하게 도드라지도록 만드는 운동

희미하게 갈라진 복근 말고 두툼하게 조각된 복근을 만드는 프로그램이다. 니업을 진행할 때 다리 사이에 덤벨을 끼우고 하거나 모래주머니를 차서 무게를 늘린 후 시행하면 근육의 저항성을 높이기 때문에 더욱 효과적이다. 복근 하나하나가 확장되고 돌출되도록 만들어 납작한 복근이 아닌, 조각조각 두툼하게 도드라진 복근을 만들 수 있다.

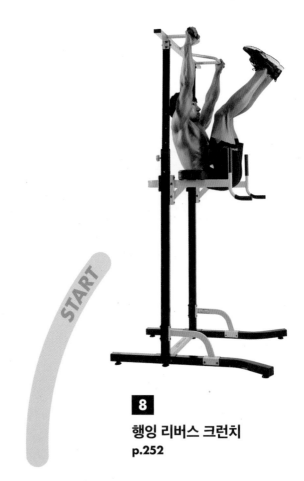

START

8
행잉 리버스 크런치
p.252

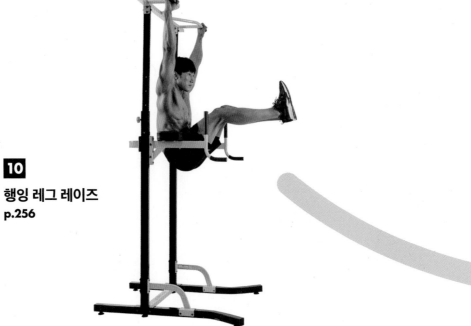

10
행잉 레그 레이즈
p.256

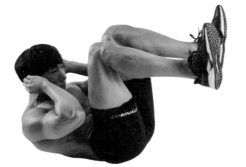

2
더블 크런치
p.240

FINISH

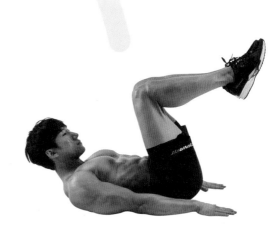

12
니업
p.260

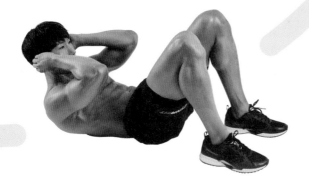

1
크런치
p.238

복근을 섬세하게 조각해 선명도를 높이는 운동

하복부와 상복부를 동시에 움직여서 복근을 짜
주는 운동으로 선명도를 높이는 프로그램이다.
강도가 높은 복근운동으로 근육의 피로도를 극
도로 높여 복근을 섬세하게 조각해 선명도를 높
이게 된다. 볼륨감을 살린 복근을 만드는 것도 중
요하지만 일단 선명도를 높이면 상대적으로 볼
륨감도 훨씬 더 살아나게 된다.

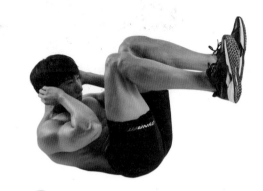

START

2
더블 크런치
p.240

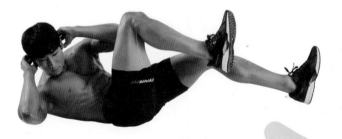

4
더블 트위스트 크런치
p.244

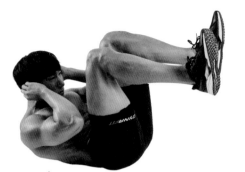

2

더블 크런치
p.240

FINISH

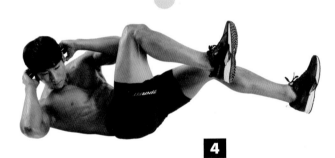

4

더블 트위스트 크런치
p.244

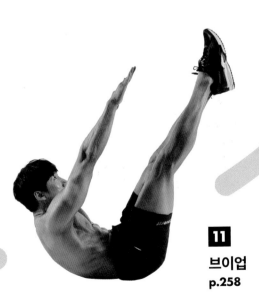

11

브이업
p.258

군살 없는 빗살 모양의 옆구리를 만드는 운동

군살 없는 매끈한 옆구리는 식스팩을 더욱 돋보이게 하는 역할을 한다. 매끈하면서도 탄탄한 옆구리를 만들 수 있는 동작으로 이루어진 프로그램이다. 옆구리를 틀면서 외복사근을 강하게 수축해서 빗살 모양의 옆구리 근육을 만들고 체지방을 제거할 수 있다.

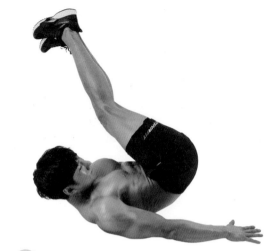

START

7

리버스 사이드 크런치
p.250

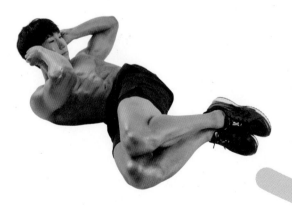

5

사이드 크런치
p.246

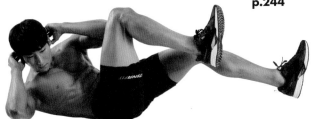

4
더블 트위스트 크런치
p.244

FINISH

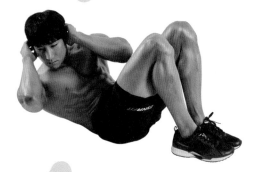

3
트위스트 크런치
p.242

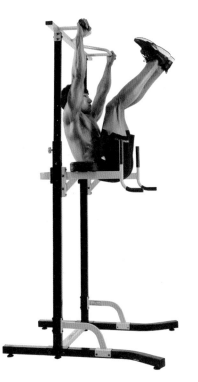

8
행잉 리버스 크런치
p.252

근육저승사자

양치승의
지옥
트레이닝

펴낸날 초판 1쇄 2019년 5월 10일 | 초판 6쇄 2023년 4월 25일

지은이 양치승

펴낸이 임호준
출판 팀장 정영주
편집 김은정 조유진
디자인 유채민 | **마케팅** 길보민
경영지원 나은혜 박석호 유태호 최단비

사진 이미지 레이블(imagelabel.co.kr)
인쇄 (주)웰컴피앤피

펴낸곳 비타북스 | **발행처** (주)헬스조선 | **출판등록** 제2-4324호 2006년 1월 12일
주소 서울특별시 중구 세종대로 21길 30 | **전화** (02) 724-7689 | **팩스** (02) 722-9339
포스트 post.naver.com/vita_books | **블로그** blog.naver.com/vita_books | **인스타그램** @vitabooks_official

ⓒ 양치승, 2019

ISBN 979-11-5846-292-5   13510

비타북스는 독자 여러분의 책에 대한 아이디어와 원고 투고를 기다리고 있습니다.
책 출간을 원하시는 분은 이메일 vbook@chosun.com으로 간단한 개요와 취지, 연락처 등을 보내주세요.

비타북스는 건강한 몸과 아름다운 삶을 생각하는 (주)헬스조선의 출판 브랜드입니다.